实用医学影像技术与诊疗应用

Application of Practical Medical Imaging Technology in Diagnosis and Treatment

韩岩冰　聂存伟　李成龙　汤培荣　编

中国科学技术大学出版社

内 容 简 介

本书重点介绍了医学影像基础、X线、CT、MRI的临床应用等内容,针对各系统各部位的影像学检查方法、影像学征象、常见病变的诊断与鉴别诊断等进行详细介绍,并简要介绍了疾病的基本知识、基本病变和基本诊断。本书在参考现代影像学最新科研成果的基础上,力求体现现代影像学水平,在贴近临床影像工作实际的同时,紧密结合我国医疗卫生事业的最新进展和影像学发展趋势,具有科学性、先进性、实用性。

本书适合临床影像科医务工作者参考使用。

图书在版编目(CIP)数据

实用医学影像技术与诊疗应用/韩岩冰,聂存伟,李成龙等编. —合肥:中国科学技术大学出版社,2021.12

ISBN 978-7-312-05294-1

Ⅰ.实… Ⅱ.①韩… ②聂… ③李… Ⅲ.影像诊断 Ⅳ.R445

中国版本图书馆 CIP 数据核字(2021)第 166019 号

实用医学影像技术与诊疗应用

SHIYONG YIXUE YINGXIANG JISHU YU ZHENLIAO YINGYONG

出版	中国科学技术大学出版社
	安徽省合肥市金寨路 96 号,230026
	http://press.ustc.edu.cn
	https://zgkxjsdxcbs.tmall.com
印刷	安徽省瑞隆印务有限公司
发行	中国科学技术大学出版社
经销	全国新华书店
开本	710 mm×1000 mm　1/16
印张	10.25
字数	212 千
版次	2021 年 12 月第 1 版
印次	2021 年 12 月第 1 次印刷
定价	50.00 元

前　　言

近年来，影像学的发展日新月异，新理论、新技术、新方法层出不穷，医学影像技术在日常的诊疗活动中发挥着越来越重要的作用，已成为现代医学临床工作不可缺少的助手，临床医生了解或掌握各种影像学检查方法的诊断价值以及相关疾病的影像学表现，有助于临床治疗或手术方案的制订，同样，影像科医生了解相关的临床症状、干预以及治疗手段有助于提高其对疾病的影像诊断水平，本书正是在这样的背景下编写的。

本书共分为 6 章，分别阐述了影像医学的主要进展、呼吸系统疾病的 X 线诊断、循环系统疾病的 CT 诊断、消化系统疾病的 MRI 诊断、泌尿系统疾病的 MRI 诊断和神经系统疾病的 MRI 诊断内容。全书内容丰富，条理清晰，涵盖面广，图文并茂，易于掌握，对于临床影像科医务工作者处理相关问题具有一定的参考价值。参编的作者多系从事影像专业的年轻骨干医师及具有丰富经验和深厚理论功底的专家。在编写的过程中，他们付出了辛勤的劳动，在此表示衷心的感谢。希望本书能为临床影像科医务工作者处理相关问题提供参考。

由于编者水平有限，书中疏漏之处在所难免，恳切希望广大读者在阅读过程中不吝赐教，对我们的工作予以批评指正，以期再版修订时进一步完善，更好地为大家服务。谢谢！

编　者

2021 年 6 月

目　　录

第一章　影像医学的主要进展

第一节　影像医学的历史与现状

一、影像医学的发展历程

1895 年 11 月，德国物理学家 Wilhelm Konrad Röntgen 在原子物理研究中发现，原子核在受到另一个原子或电子的高速撞击后，能发射出一种光，这种光虽然肉眼看不见，但能使胶片感光，并能穿透物体。因当时对这种光的性质无人知晓，Röntgen 就暂时称其为 X 射线（以下称"X 线"）。后来，许多科学家用大量的实验证实了 X 线的存在，并且对其特性、频率范围、产生条件有了明确的科学结论，为人类利用 X 线提供了科学依据。人们为了纪念 Röntgen 首先发现这种新的射线，将 X 线称为"伦琴射线"。

从 1895 年发现 X 线至今已有一百多年的历史，X 线透视和摄片为人类的健康做出了巨大的贡献。随着 X 线发生机和摄片装置研制成功，X 线摄影逐渐推广应用于全身骨骼、胸部等检查，使医师在透视屏上见到了活的人体内的病变形态。在第一、第二次世界大战中的伤员救治和肺炎、肺肿瘤的诊治中，X 线机成为医师的得力助手，为抢救成千上万的生命发挥了巨大的作用。在实际工作中，人们不断改进 X 线装置以适应各种临床需求：放大摄影在显示小关节和骨骼的细微骨质破坏方面有独特的价值；记波摄影对心脏收缩功能的评价确有实用效果；可显示支气管病变的高千伏摄影和分层摄影至今仍是普遍使用的检查手段；还有钼靶乳腺摄影在乳腺检查中具有决定性的作用，临床应用非常广泛。

由于 X 线检查诊断疾病的基础是人体内许多组织存在着密度的差别，故对于身体中一些密度对比较差的组织常难以显示病变的存在，如胃肠道、血管、胆管、尿路、窦道、瘘管等。因此,人们发明了 X 线造影技术,采用口服、静脉注射、灌肠、直接穿刺注入等方法,将对比剂引入到人体内,以显示组织脏器中内在的或潜在的间隙及其形态,从而达到诊断疾病的目的。X 线造影技术大大拓宽了 X 线检查的应用范围,无论何处,只要有间隙存在,就可引入对比剂进行造影。如胃肠道发生肿瘤,普通摄片因肿瘤和胃肠道之间缺乏密度差别而无法显示,通过口服液体对比剂,使其在胃肠道表面均匀分布,就可清晰显示胃肠表面肿瘤的不规则隆起或凹陷改变,达到直观诊断疾病的效果。目前,由于许多不良反应极少的安全对比剂的研制成功,使各种造影技术得以临床推广使用。如食管造影、上消化道钡餐造影、结肠气钡双对比造影可以很好地显示胃肠形态结构;静脉肾盂造影、子宫输卵管碘油或碘水造影也是常用的造影方法;心血管造影也正快速地成为普通的常规检查。由于技术成熟和安全型非离子型对比剂的应用,造影检查的风险或不良反应已大大降低。

　　而今,由于计算机技术、电子工程技术等快速发展及其与医学的密切结合,X 线在医学上的应用日趋成熟,检查方法不断更新,检查疾病的范围不断扩大。20 世纪 70 年代后,由于计算机技术的出现和快速发展,诞生了计算机体层摄影(computed tomography,CT),使 X 线摄影的平面重叠影像发生了彻底的改变,实现了分层无重叠的断面成像;当今的多排螺旋 CT 已经实现数秒钟内完成全脏器扫描的快速成像,计算机图像处理技术已经能使图像立体三维重组和四维显示,对疾病的诊断能力有了显著的提高。特别是在近 20 年来,介入治疗技术也不断发展,介入微创伤治疗的技术和应用领域不断更新,使影像医学在临床工作中的作用日益扩大,从最初的只有透视间、X 线室,现已发展成为医学影像综合学科,在医院的医疗业务、设备投资、科研产出等方面具有举足轻重的地位。医学影像学的范围包括 X 线摄片诊断、造影诊断、CT 诊断、磁共振成像(magnetic resonance imaging,MRI)诊断、数字减影血管造影(digital subtraction angiography,DSA)诊断、超声切面成像、核素成像(emission computed-tomography,ECT 和 positron emission tomography,PET)、介入诊断和治疗学等众多内容。相信今后医师利用影像技术进行各种诊疗的要求仍将不断增加,必将不断推动影像医学学科的快速发展。

二、医学影像学的现状

(一)影像医学蓬勃发展的现状

　　当代的医学影像学正进入了一个史无前例的大发展阶段,从单纯诊断向诊断和治疗并举的综合学科发展,人员素质不断提高,设备技术不断更新,在临床医学中的作用越来越重要。可以从以下几个方面来看影像医学的现状。

　　(1)影像医学已经从单纯利用 X 线成像向无 X 线辐射的 MRI 和超声的多元化发展,核素成像则利用核素的 γ 射线;而以前令人生畏的 X 线辐射损伤问题,一方面因感光接收材料或设备的改进,使同样摄片所需要的 X 线量较之前大幅下降;另一方面是 X 线管性能的提高和 X 线防护设施的改进,使散射 X 线或导致人体吸收的软 X 线量下降,加上 MRI、超声等检查设备的不断普及,医学影像的获取方式已经非常丰富多样,几乎对人体"无害"。

（2）获得的影像也从平面投影发展到普遍的分层立体显示,如 CT、MR、PET/CT 及超声切面成像均为体层图像,人体的组织或器官可以被有规律地切层显示,可以克服以前普通 X 线投照脏器影像互相重叠的缺点。

（3）计算机被普遍引用到影像医学的各种设备中,图像的计算机综合处理技术飞速发展,使目前所有的医学影像都可以实现数字化,图像的数字化存储、传输和显示器显示有逐步代替胶片的趋势,放射科医师的工作地点不一定要在检查的现场,只要影像通过计算机联网传输而实现在终端显示,那么放射科医师的诊断报告也就可以随时随地进行。计算机重组或重组软件的快速发展和应用于临床,使放射科医师在计算机上实现多平面重组和多种立体显示方式的任意角度观察病变,非常有利于提高阅片效率及诊断准确性。

（4）功能成像已经在临床上达到实用阶段:目前发展最迅速的 MRI 技术把传统影像诊断从单纯形态学显示向形态、功能和代谢等综合诊断发展。扩散成像（diffusion weighted imaging,DM）可以发现脑组织缺血半小时左右的细胞水肿,功能 MRI 可以发现肢体活动或思维活动的相应脑组织代谢增强现象,PET/CT 能够及早发现组织形态和糖代谢活动的改变。

（5）介入放射学的发展日新月异,临床应用范围和治疗效果不断提高。如今介入治疗的简便、微创、高效正日益受到人们的重视,使影像医学从单纯诊断向诊断和治疗共存的临床综合学科发展,影像医学代表了当代医学发展的前进方向。

（二）我国影像医学与国际水平存在的差距

医学影像学的发展与临床各学科互相促进,相得益彰。我国在 20 世纪 80 年代后大量引进 CT、MRI、DSA、ECT、PET/CT、彩色超声等先进设备,使医学影像学在经济快速发展的基础上日益发展和壮大,目前在设备性能上已经拥有许多当今世界先进的功能。但是,我国医学影像学现阶段的总体水平仍与国际水平有较大差距,主要表现在:

（1）我国医学影像学的体制仍以条块分割状态为主。由于医院领导对影像医学的认识程度存在差异,导致影像设备被分开独立的状态随处可见,如 B 超室、CT室、MRI 室等的独立行政管理模式使工作人员难以从影像医学的大范围得到锻炼和业务提高,知识面窄、合作科研少,影响了我国医学影像学的整体快速发展。X 线摄影和 CT、MRI 形态学诊断是临床工作的绝大部分,灌注成像、功能磁共振、ECT 或 PET代谢成像、MR 波谱分析、超声造影等功能检查还没有在基层临床普及使用。

（2）介入放射学蓬勃发展与规范化水平存在差距。介入放射学作为新兴的诊断和治疗学科,受到医学界的普遍关注,新技术不断涌现。但是,目前的介入放射学参与人员纷杂,专业人员的培养缺乏规范,各种操作技术在具体应用中依操作人员的理解和技能水平而差异较大,导致疗效不一,众说纷纭。

(3) 医学影像学的高要求和人员素质参差不齐之间存在矛盾。医学影像学从X线诊断发展而来,在医院中属于辅助科室,优秀的人才不愿参与到医学影像学的实践中来,虽然近几年较多的博士、硕士不断毕业并参加工作,但是许多医院的放射科仍然医师、技师不分,许多放射科医师仍然不到内、外、妇、儿、病理等各科轮转学习,甚至医学影像学各专业分支学科之间也不轮转;我国也没有国家层面统一的"医学影像学专科医师"培养制度,工作人员素质水平难以一概而论。

三、医学影像学的未来展望

医学影像学的大发展时代已经展现在我们面前,未来充满机遇和挑战,生命科学和计算机、工程机械等学科的发展都将对医学影像学的发展产生影响。

(1) 医学影像学科向综合性学科的融合方向发展和在具体课题中的独立深入研究,将互相促进和推动学科全面发展。由于学科间边缘热点问题的合作研究需要,疾病病理变化的规律性特点使不同影像学方法共同显示病变的要求加强,将改变现阶段的医学影像学运行模式,在影像科各种检查设备大统一的"大影像"体制下,医师的分工将更细,更多的医师将以疾病作为工作对象来深入分析病情,更多地向临床需求靠拢。但是,由于检查的快速实现和健康水平的提高,使患者一次完成全身扫描的检查成为现实,因此在临床工作中需要影像学范畴内的"全科医师"出现。

(2) 随着生命科学的发展,分子生物学、生物和基因工程等将进一步深入揭示生物体内微观世界的发展规律,形成生物医学成像(biomedical imaging)的新领域,影响医学影像学基础研究的方向,影像医学的成像目标将是疾病的生理、功能、代谢等过程,而不是单纯的形态学显示。同时,人类基因研究的成果被应用于影像诊断和治疗中的灿烂前景即将实现。

(3) 伴随医学生物工程、计算机、微电子、特殊材料、信息科学等的快速发展,新一代的影像设备和介入诊疗器械将更多地应用于临床。多排螺旋 CT 最终将被平板 CT 代替,CT 与 DSA 将融合为一体,CT 目前已经与 PET 融合显示病变而形成 PET/CT;MRI 也将与 PET 融合,MRI/PET 已经在国外应用于临床,MRI 还将出现小儿、四肢骨骼、头颅、心脏等专用机型,对多种原子的 MR 成像和对多种化合物的含量成像都将实现。影像的合成和重组显示将成为诊断的主要依据。

(4) 随着信息科学的发展,影像资料的数字化、图像存储和传输的在线即时调用、远程影像学的成熟发展、智能化计算机诊断系统(computer aided detection, CAD)的使用越来越广泛,这些都将改变影像医学工作者的工作方式和知识结构,区域性影像集中管理和亚专业放射科医师远程诊断的模式将被推广,网络和计算机显示屏将代替传统的胶片和纸张。

（5）随着经济的发展和生活水平的提高，促使微创伤或无创伤的医学诊疗新方法快速发展，影像诊断新技术和介入放射学的发展将使许多传统的创伤性、侵入性的医疗项目淡出临床，促进医疗更符合心理需求和社会经济的综合状况。

以上这些发展都将改变医学影像学的科学研究和诊疗实践方式，促进医学影像学管理体制和运行方式的改革。加速人才培养、适应现代医学影像学的发展潮流，才能有所作为，有所收获。

第二节　医学影像的数字化技术

近年来，随着计算机技术的不断进步，影像数字化在各个领域的应用不断推进。在放射影像领域，最先开始数字化的影像学检查技术是 CT。随后，MRI 的问世也形成了数字化的图像。随着平板 X 线探测器技术的发明和发展、DSA 的出现、计算机 X 线摄影的应用及数字化 X 线摄影的不断普及，使整个影像科的各种成像技术都可以实现数字化信号采集和在计算机中存储。当前，数字化的影像学检查技术不但给影像科检查流程带来革命性变化，而且在患者接受射线剂量减少、图像清晰程度、定性定量确定等方面都有实质性的改进，为患者在早期诊断、全面评价和疗效观察等各个就诊环节带来了实实在在的巨大益处。

一、影像的形成条件

照片或 X 线片上的影像都是通过肉眼观察的，两者被肉眼感知的原理是一样的，需要一定的条件——影像必须具有适当的亮度、对比度、空间分辨率和信噪比。这些也是确定一幅图像质量的主要指标。医学影像要显示组织器官的解剖形态或病理改变，就必须用某种原理使组织间或病变与正常组织间出现图像灰暗亮度上的不同，也就是说使病变的灰度与周围组织的灰度出现差别，以显示病变的边缘形态、大小和内部组织结构的灰度差别。

二、传统胶片影像的概念

X 线摄片技术由来已久，临床使用已达数十年时间。它采用溴化银均匀涂布在塑胶薄膜上形成底片，然后经由 X 线曝光后，接受到 X 线照射部分的溴化银分解析出银粒子。由于人体投照后 X 线将会部分被吸收，而且各部位的 X 线被吸收程度各不相同，导致胶片上不同位置的银粒子的析出量各不相同。在胶片后续冲洗的过程中，胶片上的银粒子将黏合在胶片上，溴化银被冲洗消失，黏合在胶片上的银粒子呈黑色,根据银粒子留存多少,即形成亮暗差别的灰阶图像。

普通胶片影像是由胶片冲洗中沉积的许多黑色微小银点组成的,小点的密度构成了图像的不同黑度,银粒子形成的黑色程度是一种渐进的亮暗差别,较亮的地方银粒子少。这种黑亮度(灰度)变化是连续的,这种由不同灰度构成的图像称为模拟图像,有通过模型或者灰度大致估计具体数值的意思。模拟图像的亮度分辨率只能通过肉眼的分辨能力决定,一般人眼只能分辨 16 个或 32 个亮度等级,可见是很有限的,影像间细微的亮暗差别常不能被察觉,而数字影像就没有这种限制。

胶片影像在实际使用中存在一些缺陷,例如:① 胶片必须在暗室中冲洗,比较繁琐。② 显影液、定影液对环境有污染,对操作者身体也有危害。③ 胶片成像一次定影,一切就此定型,曝光剂量大小的掌控对影像质量的影响巨大。④ 胶片既是 X 线摄片时 X 线的接收物质,又是影像显示的载体。⑤ 胶片上的影像一旦形成,无法做亮暗对比的进一步调节,所以重摄的可能性较大。

三、数字影像的概念

随着计算机技术的不断发展,利用计算机来处理图像已非常普遍。计算机高性能的存储能力和图像后处理软件功能使传统的医学影像发生了革命性的变化。图像通过计算机处理能以数字形式存储运算和进行复杂的二次处理,以提高人的肉眼识别能力。

数字影像是指以数字矩阵形式表示的影像。数字矩阵是个数学概念,连续的一排数字我们称为数列,连续的数个数列的整体就形成了一个数字矩阵,纵向和横向上的数字多少就是这个数字矩阵的大小,就好像矩形平面图一样,如 256×256 或 512×512 就是矩阵大小的表示方法。一个 256×256 的数字矩阵中有 65536 个数字,每个数字的值和位置,计算机都能准确记录,这种图像统称为数字影像或数字图像(图 1.1),民用的 VCD、DVD、LD 等都是数字影像。

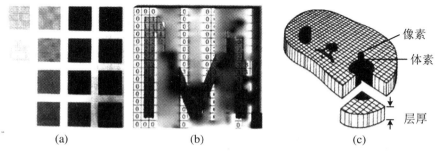

(a)　　　　　　　　　　(b)　　　　　　　　　　(c)

图 1.1　数字影像

计算机将图像中的像素按照空间位置分割成许多小方块,就可以实现像素代表数字的亮暗差别[图 1.1(a)],大量的像素组合在一起,如果像素值不同,就可形成图像[图 1.1(b)],人体断面如果不同,组织或脏器的像素值(如 CT 值)也不同,这些组织或脏器就会被显示出来[图 1.1(c)]。

四、数字影像与普通胶片影像相比的优点

（1）数字影像是存于计算机中的数字矩阵资料，可反复提取和摄片，还可进行放大、切割取合和灰度对比调节等后处理。

（2）数字化图像可以进行图像的重组，包括不同切面像的重组和表面重组、容积重组、内镜重组等复杂的后处理方法。

（3）存于计算机中的数字资料体积小、不变性，管理方便，没有胶片的变质和存储问题。

（4）数字图像可通过发达的网络进行传输和共享，使远程诊断、办公家庭化等成为可能。

五、数字影像的空间分辨率在有限条件下略微降低

空间分辨率表示在高对比下区分细小的相邻物质的能力，亦即可以识别的相邻物体尺寸的最小极限。在模拟图像中，空间分辨能力是由胶片上的微小银粒所决定的，可以说远超过人眼的分辨能力。但在数字图像上，图像被分解成 256×256 个小点。如果图像代表的人体断面大小为 25.6 cm×25.6 cm，此时一个图像小点就是代表 1 mm×1 mm 大小的组织，这个大小远较银粒大。因此一般来说，数字图像的空间分辨率较低，但在一般情况下已能满足实际临床需要。

六、像素和体素的区别

像素（picture element 或 pixel）是图像的单元，例如一幅平面图像被分解成的 512×512 或 256×256 个大小相同的正方形或长方形的小块单元，是平面上的一点的概念，像素的多少就是数字矩阵的大小。而体素（volume element 或 voxel）是指某个像素代表的人体组织的立体小单位，是个三维的概念（图 1.2），体素的三维关系通过像素的表达被简化为二维的影像，一幅图像的矩阵不能表达具有厚度的体素的立体结构，所以，从体素到像素的转化有部分容积效应的假象存在。

七、部分容积效应

上述的体素是一个立体的三维概念，既有平面上的长、宽值，也有深度或高度值，深度或高度值其实就是成像的层厚。但是，表现在平面图像上的像素只有二维，没有了深度的表述。成像时这个体素中的所有分子都是有关的，计算机只能取它们的总和的平均值，忽略在深度空间上组织的组成有时差别很大。当其中存在很

高密度或者很高信号的小块组织时,会导致代表整个体素总体的像素呈很高亮度,这就是部分容积的情况误导的以点盖面假象,在 CT 和 MRI 图像上均存在,我们称它为部分容积效应,这是需要我们在工作中注意识别和避免失误的。部分容积效应的减少方法就是增加图像的空间分辨率,如减少层厚、增加成像时的矩阵大小等。

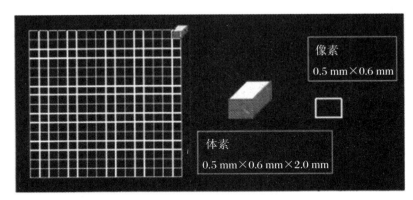

图 1.2　像素与体素的区别

像素是平面的概念,体素是人体组织立体三维的概念。

八、窗位、窗宽显示技术

　　窗位、窗宽显示技术是为了更好地显示影像中组织灰度差异而设计的显示技术。因为计算机允许每个像素的数值变化范围很大,而肉眼所能分辨的灰度等级(一般仅 16 个或 32 个等级)有限,故根据被显示图像中感兴趣的组织在计算机中的灰度值范围确定一个数值范围(即窗宽),将此范围的中心点称为窗位,使人眼可能分辨的每一灰度等级代表恰当的数值。如在 MR 图像上颅内组织及病变的各个像素数值变化范围为 0 至 +160,我们就选择窗宽为 160,其中间值 80 为窗位,而像素值低于 0 的所有组织显示为黑色,高于 +160 的组织均显示为白色。假如显示屏的灰度显示为 16 个等级的话,每级灰度代表数值范围为 10,也就是当相邻两种组织间的像素数值相差 10 以上时,就可在屏幕图像上显示出不同的亮度;但此时如果相邻组织间的像素数值相差不足 10,显示屏上就不能表现亮度的差别。由于这个最小允许差别的数值由窗宽决定,随着窗宽增加而变大,在具体工作中就不能把窗宽设置过大。但窗宽过小时,计算机内像素数值在窗宽两端以外的组织又都因为太亮或太黑而不能观察,有时甚至导致漏诊。因此,通过窗位、窗宽技术可使灰度分辨率得到充分的体现,并形象地被人感知;但是,只有窗位、窗宽选择恰当才能有效地显示病变形态和组织结构。在医学影像阅读分析时一定要注意摄片时的窗位和窗宽。

第三节　X线摄影的数字化

最近的 30 年间,随着计算机图像处理技术深入融合到医学影像处理领域,从最早的 CT 引发的医学图像数字化进程先后在 DSA、MRI、PET(PET/CT)等医学影像领域得到应用。X线摄片作为最基本、普及、方便、廉价的影像诊断技术,由于空间分辨率要求最高,对影像探测器的技术要求高,数字化不易。但随着技术障碍被克服和科研的进展,通过数年的数字化摄片技术研究和临床推广,在临床上绝大多数医院都开始了数字化摄片的应用。

一、数字化 X 线成像技术的分类

(一)影像增强器数字 X 线摄影系统

由影像增强器(LL)、电荷耦合器件(charged coupled device,CCD)或真空摄像管、电视系统和模数转换器件(A/D)组成。闪烁器将入射 X 线转换为可见光,经反光镜反射由组合镜头直接耦合到 CCD 芯片上,由 CCD 芯片将可见光信号转换成电信号,再由计算机把电信号变为数字信号。CCD 平面数字成像技术目前主要运用于数字胃肠系统与大型血管造影(DSA)系统。

(二)计算机 X 线摄影

计算机 X 线摄影(computed radiography,CR)的特征是以成像板(image plate,IP)代替胶片作为载体,IP 含有微量元素铕(Eu^{2+})的钡氟溴化合物(BaF-BrEu^{2+})的结晶。X线穿过人体,曝射后在 IP 上形成潜影,将 IP 板放入激光扫描仪经过激光束扫描来读取存储于 IP 板中的影像信息;随之通过光电倍增管和 A/D 转换器转换成数字信号,进行计算机图像显示及各种图像处理、显示和摄影等。

(三)数字化 X 线摄影

数字化 X 线摄影(digital radiography,DR)从 X 线曝光到图像的显示由设备自动完成,患者经过 X 线曝光后,无需其他人力投入和处理,就可直接、快速地在显示器上观察到图像。数字化 X 线摄影可分为三种类型。

1. 间接数字化成像(indirect digital radiography,IDR)

IDR 的 X 线信号收集及数字化处理等均由平板探测器来完成,是目前 DR 的主导成像模式。平板探测器的结构是由闪烁体或荧光体层上涂有具光电二极管作用的非晶硅层(amorphous silicon,a-Si),再加上薄膜半导体(thin film transistor,TFT)阵列,或 CCD,或互补金属氧化物半导体(complementary metal oxide semiconductor,CMOS)构成。

常用的平板探测器有以下几种:

(1)碘化铯(CsI)+a-Si+TFT:CsI 闪烁发光晶体层受到 X 线照射后,能量转化为可见光,激发光电二极管产生电流,并在自身的电容上积分形成储存电荷。该类技术的最大优势在于 X 线利用率高,DQE 一般在 60% 以上前提下快速获得图像。同时,该技术的平板探测器已发展到了动态快速采集阶段,并成熟运用于数字化心血管造影。

(2)硫氧化钆(Gd_2O_2S)+a-Si+TFT:利用硫氧化钆来完成 X 线光子至可见光的转换过程。由此类材料制造的 TFT 平板探测器成像快、成本低,缺点是灰阶动态范围较低(12 bit 以下)。

(3)碘化铯/硫氧化钆+透镜/光导纤维+CCD/CMOS:X 线先通过闪烁体或荧光体构成的可见光转换屏,将 X 线光子变为可见光图像,而后通过透镜或光导纤维将可见光图像送至光学系统,由 CCD 采集转换为图像电信号。

(4)CsI(Gd_2O_2S)+CMOS:此类技术受制于间接能量转换空间分辨率较差的缺点,较难利用大量高解像度 CMOS 探头组成大面积矩阵。

2. 直接数字化成像(direct digital radiography,DDR)

直接能量转换平板探测器的结构主要由非晶硒层(a-Se)TFT 构成。入射的 X 线光子在硒层中产生电子-空穴对,在外加电场作用下,电子-空穴对向相反的方向移动形成电流,电流在薄膜晶体管中积分成为储存电荷,储存电荷量反映入射的 X 线光子的能量与数量。这种 DR 探测器的解像度达 139 μm,优于目前各种间接能量转换 DR 探测器的空间分辨率。

值得注意的是,切不可将这种直接能量转换与"直接读出"相混淆。就目前的概念而言,"直接数字化成像"就是指非晶硒材料组成的影像平板,信号采集过程中没有可见光转换过程导致的能量损失。而间接的能量转换形式的数字化成像将所有中间环节由设备或计算机自动完成,直接获得数字化图像,但是能量转换是间接的,只能说是"直接读出"而已。只不过目前对于能量转换过程中的损失通过技术的不断改进而逐渐趋向于"忽略不计"。

3. 线扫描技术

采用狭缝式线扫描技术和高灵敏度的线阵探测器。X 线管发出的平面扇形 X 线束穿过人体到达探测器,得到一行信号数据,X 线管和探测器平行自上而下匀速移动,逐行扫描,将一行行的数据经过计算机处理、重组后就得到一幅平面数字图像。线扫描数字成像的探测器包括三种:多丝正比室探测器、光电二极管探测器、CCD+CMOS 探测器。该技术的缺点是曝光时间过长,像素矩阵、空间分辨率等指标都不高。目前临床应用较少,渐趋淘汰。

二、CR 的最新进展

CR 数字摄影系统问世已经三十多年了,它是目前十分成熟的数字化 X 线成像技术。近年来在成像板结构和扫描方式方面有了重大的改进。

(一)成像板的改进

IP 板结构上采用新感光材料,目前大多数用针状结构的荧光物质作为闪烁体,使荧光散射现象大大地降低,图像的锐利度及细节分辨能力大为提高,图像质量得到了明显的改善。近年有些厂家推出双面读出 IP,采用透明基板,扫描时,双面读出器同步读取图像信息。该技术可使噪声等价量子数(noise equivalent quanta,NEQ)提高 30%～40%。

(二)扫描方式的改进

目前 CR 基本都采用飞点扫描的方法进行点状激光对 IP 板进行扫描和重组图像,扫描速度和图像空间分辨率不足。最近已经成功推出线扫描技术,每次读出一行图像信息,图像信息收集器为 CCD,激发光光源与 CCD 器件分别做成 $1 \times n$ 个阵列,扫描时间缩短很多,基于新的透明或双面 IP、$CsBr:Eu^{2+}$ 针状存储荧光体、自动扫描、双面读出等新技术的应用,能够获得与基于 $CsI:T_1$ 和 a-Si 平面阵列平板DR 系统相媲美的图像质量。

(三)后处理软件

随着计算机技术的发展和处理算法的改进,各厂家相继推出了许多软件。组织均衡的处理软件可根据不同部位自动地使每幅图像最优化,自动消除原曝光图像中过亮及过黑的区域,降低细节损失,从而提供高细节对比度,显示更佳解剖结构的、协调的图像。

(四)CR 不断向 DR 相似的临床工作流程方向发展

传统 CR 以片盒式操作、集中图像读出处理为基础,与 DR 的直接图像读出存在工作流程上的明显不同,但是,随着 CR 技术的改进和成本下降,CR 的缺点不断被克服,优势得到增强,使得二者之间的差异越来越小。这些主要体现在以下三个方面:

(1)原本 CR 的盒式 IP 系统,要求技术员将 IP 送到中央处理室进行 IP 图像读出处理。现在的 CR 盒式读片器体积及成本降低,速度增快,以至于在每个 X 线摄片室或是操作控制台里都可以安装一个读片器,也就如同 DR 的分散工作流了。

(2)目前的无盒式光激发磷光体(photo-stimulable storage phosphor,PSP)的

X 线系统将图像二次扫描接收器融入 X 线摄影系统中,自动完成 X 线曝光后的激光扫描和图像重组过程,就如同 DR 可以自动生成图像一样。

(3) 现在便携式(床旁)X 线机可以安装一个集成 CR 读片器,床边摄片后即时读出成像。这样就可以获得和与 DR 相似的功能,而 IP 较 DR 探测器轻薄,操作方便,节约人力,设备成本远较 DR 低。

三、DR 技术的进展

(一)非晶硅和非晶硒平板探测器数字成像的进展

非晶硅和非晶硒平板探测器本身的进展主要在于晶体排列结构上的改进,目前研究集中于针状或柱状结构的非晶硅和非晶硒探测器,可以减少光散射,提高图像的锐利度和清晰度。

DR 在系统结构与处理软件上也有一些新的改进。目前市场上存在双板结构、C 形架结构、悬吊式 X 线管组件和立式胸片架组合结构、胸部专用式结构及目前最普及的单板多功能系统结构。采用悬吊式 X 线管组件和落地式多轴探测器架组合或双悬吊组合结构,配单端固定升降浮动式平床;或为可移动单板探测器配浮动摄影床和立式胸部摄影架,实现单板多用,即多功能 DR 摄影机。床旁移动平板数字X 线摄影机现在也已面市。软件方面除了常规处理软件外,与 CR 一样各厂家有组织均衡图像处理软件和双能量减影、分层摄影、拼接处理软件等。

(二)CMOS 平板探测器数字成像的进展

CMOS 平面探测器的像素尺寸可达 76 μm,空间分辨率达到 6.1 LP/mm,是目前空间分辨率最高的探测器,但系统成像速度比较慢。CMOS 平板探测器荧光层可产生与入射 X 线束相对应的荧光,CMOS 芯片可将荧光信号转换成电信号,经电子放大与读出电路送到图像处理电脑系统进行处理。

(三)CCD 数字成像的进展

很多新技术的引入(如材料、结构、图像处理等)使 CCD 平面数字成像技术有了长足的进步,主要有以下三个方面的改进和提高:① X 线闪烁体采用了针状结构的材料(Tl:CsI 或 GdSO:Tb 及 GdSO:Eu),减少了光散射,提高了图像的锐利度和清晰度。② 采用了航天高清晰高倍光学组合镜,提高了灵敏度和可靠性。③ 采用充填系数为 100% 的 CCD 芯片,像素变小(现有像素尺寸<100 μm)、接收面积增大,从而获取信噪比增加、分辨率提高的图像。

(四)DR 未来临床应用的趋势

DR 相对 CR 来说在技术上具有明显的优势,辐射剂量小,图像清晰,但目前还是一个比较新的技术,价格相对于 CR 来说较高。由于 DR 机器本身的技术含量增高、曝光条件自动测算,技术人员对 DR 的技术关注度不够,对成像参数的设置缺乏兴趣,对图像处理过程缺乏理解,需要在临床应用层面加以指导和加强技术培训。

DR 技术将会在以下的临床应用中得到扩展:计算机辅助诊断、三维体层摄影和合成、双能量减影、低剂量透视摆位、时间减影、图像无缝衔接,等等。尤其是三维体层摄影和合成,廉价、快速而低辐射量,该技术可以多平面重组图像,或是三维容积重组图像,已逐渐体现出用于胸、骨和乳腺检查的优越性。

四、乳腺数字成像的进展

乳腺软 X 线成像是诊断乳腺疾病的首选方法,目前有胶片成像、间接数字化成像和直接数字化成像三种。目前正在开发应用与实验研究的数字化成像实用技术有以下几种:

(一)双能量减影技术

与高能量 X 线摄影不同,钙化组织相对正常软组织对低能量 X 线的吸收率要高,所以这样对两幅图像进行减影处理可以使软组织基本被减除掉,从而获得钙化组织的图像信息,有助于早期乳腺癌的诊断。

(二)数字体层合成技术

这种体层技术与常规体层不同,只是 X 线组件做弧形运动(弧形角度 20°～30°),探测器不动,一般对感兴趣区采集 8～10 幅图像,通过数据重组技术获得数毫米层厚的图像。同时可以采用三维重组技术获得感兴趣区的三维图像,可更好地观察到病灶,进行准确定位。

(三)硅微带探测器数字乳腺成像技术

硅微带探测器是一种采用硅半导体技术的固体探测器。它是间距非常小的 P-N 电子穴半导体阵列,在反向偏压作用下,P-N 电子穴的载流子被耗尽,在耗尽区域的每一个光子反应产生一个可以被检测到的电流脉冲,由读出电路读取其电流脉冲,进而转化为数字信号。

(四)锥束乳腺成像技术

由于传统的乳腺 X 线摄影存在影像重叠的缺陷,使很小的乳腺癌病变(特别是直径仅 1.0 mm 左右的情况)很难被检测到。Rochester 大学的 Ruola Ning 教授等开展了乳腺锥束三维成像的研究,他们提出了一套基于平面检测器的锥束乳腺成像技术,成功地解决了不同组织的叠加问题,还提高了对于小的乳腺肿瘤的检测能力,而 X 线剂量少于传统的 X 线乳腺摄影技术,具有很大的应用前景。

五、DSA 成像的主要进展

DSA 设备的发展非常迅速,主要表现在以下方面:

(1) 平板探测器型 DSA:这是 DSA 数字化直接采集影像的最佳机型,目前各大供应商都已全面替代荧光影像增强器 DSA。平板探测器较一般的影像增强器具有更高的空间分辨率,摄片所需要的 X 线剂量也较低,但是透视时其 X 线剂量却比常规影像增强器机型更大。平板探测器也有直接型和间接型之分,直接型平板探测器直接采用无定型硅加薄膜晶体管作为 X 线检测材料,空间分辨率很高,影像采集速度快;间接型平板探测器采用的检测材料为碘化铯或硫氧化钆,再采用无定型硅加薄膜晶体管来达到影像采集的目的,虽然空间分辨率将略下降,但是稳定性好,时间上也能满足 DSA 快速采集的要求,而且图像的信噪比较直接型者要更高些。

(2) 快速旋转三维信号采集的旋转速度和采集角度增大,从以前的每秒 $10°\sim 20°$,到最新的每秒 $45°\sim 60°$ 的高速度,一次最大可旋转 $305°$,有利于非常精确的血管三维重组。

(3) 显示器基本采用专业高分辨液晶显示屏,而且一般都配备多台显示器以便显示静态血管形态、走行、特殊角度影像、动态不断播放的影像,以及透视立体显示的影像。

(4) 软件功能的改进:DSA 目前的应用软件发展非常迅速,三维显示、血管内镜显示、心脏功能分析、血管狭窄分析、动态数字补偿、下肢动脉无缝拼接、2D 和 3D 路图等均已达临床有效且实用的水平。动态数字补偿是通过造影检查中的动态调节使造影图像始终保持最佳的软件处理技术,动态数字补偿滤过、动态密度优化处理等都有相似的工作原理。目前许多公司推出的新产品可以将 CT 扫描立体重组图像与 DSA 图像相结合,达到精确的立体定位效果。

(5) 降低 X 线剂量的改进措施:可设置的脉冲透视可大大减少 X 线辐射剂量,据报道可以最多减少 90% 的曝光剂量。此外,无辐射定位、使用钼滤过和特定形状的滤线器、毫安自动调节、改变 X 线管影像增强器位置和设计等,都将有效降低 X 线辐射剂量。

(6) 消除腹部移动伪影:对易活动的部位采用模糊的蒙片作部分的减影,可以克服 DSA 片中的运动伪影。

(7) DSA-CT 体层成像功能:在 DSA 探测器平板旋转采集图像的基础上,通过锥形束 CT 的原理,实现 CT 体层成像,虽然平板的探测器与 CT 探测器有很大的区别,但是目前的 DSA-CT 已经达到临床实用的阶段,大大方便了临床穿刺过程中的立体定位功能的需要。

第四节　分层影像显示与立体重组

一、从重叠影像发展为分层影像

　　X线摄影技术的基本原理是基于X线具有穿透人体组织的特性，使人体内部高低不同密度的组织得以在胶片上显示。但是，X线穿透人体组织时，射线经过的所有组织都对最后的成像产生作用。人体三维组织结构被射线穿透后形成压缩的二维图像，这种图像是平面图，前后位摄片时，只有上下和左右之分，没有前后之别，所有前后的组织都是互相重叠的，就是说在一幅X线片上，图像上的高密度影，可以是人体前部的，也可以是后部的，影像上不能区分。所以摄片一般采用正侧位结合的方法，来区别异常密度影是位于人体前部或是后部。

　　这种互相重叠的影像困扰着临床医师。直至1976年，英国医师Hounsfield采用旋转投影的方法，计算出被照射的薄层人体内部组织的密度，出现了计算机体层摄影的概念，即为CT。CT的出现大大提高了医学影像的显示能力。

二、分层影像显示的优点

　　分层显示技术的发展使临床医师大大提高了观察疾病具体部位、病变形态和病变内部结构的能力，以前的人体组织前后重叠的X线摄影成像的缺点基本被克服了。人们通过CT、MRI等分层图像实现了人体内部结构显示和观察的无重叠成像，对于小病灶和低密度的病灶都有很好的显示效果，使影像诊断水平大大提高了，可以说是一次革命性的飞跃。

　　分层显示的实现也是计算机技术成功应用于医学领域的实践，不但克服了投影成像中射线经过途径中所有器官组织的相互重叠、干扰的缺点，而且在密度分辨率的提高方面也有很大的进步。由于计算机像素的显示灰阶可调节，许多情况下可以最大程度地显示病灶内部结构的密度差别，达到显示组织类型的效果。病灶组织的内部结构得到最大程度的显示，如病灶中的钙化、坏死液化、出血等的直接显示。由于分辨率的提高，病灶内细小钙化、边缘毛刺、小叶间隔、支气管扩张等也可以很好地显示，可以为放射诊断医师提供更多的诊断依据。

　　分层显示还可以发现一些隐蔽部位的病灶。根据分析，一张X线胸片上可能有20%的肺组织不能显示，如脊柱旁、心脏后方、前后肋膈角等处，胸片上这些部位的小病灶很难被发现,所以,目前对于体检时为发现小病灶、早期病灶而做的胸部 X 线检查,很多专家建议采用低剂量 CT 进行,以免普通胸部 X 线摄片检查遗漏病灶。

三、分层成像的最新进展

分层显示技术的进步是飞速的,随着计算机技术的发展,通过计算机快速运算实现了许多新的功能。

(1)更薄层厚的图像显示:目前 CT 扫描的图像层厚可以达到 0.5 mm 的薄层水平,随着锥束平板 CT 的推广,在头面部、口腔、骨骼等静止部位的扫描成像可以实现 0.1 mm 的层厚,这对于显示病灶内部结构和形态非常有利(图 1.3、图 1.4)。MRI 也在空间分辨率方面大踏步前进,大部分机器都配置三维成像序列,可以实现薄至 0.5 mm 的层厚成像,为 MRA 及三维立体显示病灶提供了原始基础的图像质量保证。

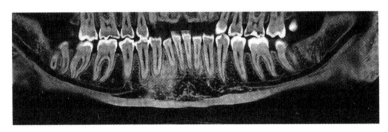

图 1.3　骨骼和牙齿薄层扫描的重组,可以显示非常细致的结构

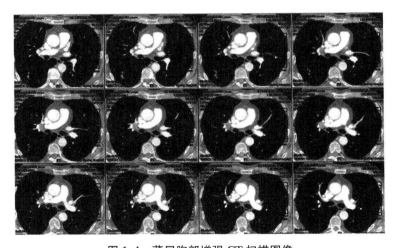

图 1.4　薄层胸部增强 CT 扫描图像
层厚 0.625 mm,可以清楚显示右侧肺门部淋巴结。

(2)更快速的多层面显示:随着多排探测器技术的进步,一次机架旋转可实现多至 640 层的图像信息采集。对于一些动态脏器的成像、血流动态情况的显示等,都是非常有价值的。现在,心脏冠状动脉成像、心脏功能测量、血流灌注成像和参数测量、血流动力学动态显像、关节动态和功能成像等,都是快速成像技术的进步所开辟的临床应用新领域。

(3)更好的三维、四维立体重组效果:在原来薄层的图像基础上,各种计算机重组软件的开发和投入临床应用,可以获得更好的立体重组图像和病灶形态显示,对于外科手术前立体显示病灶和分辨病灶与动静脉、气管及其他重要周围解剖结构关系,具有非常重要的意义。随着更薄层图像显示的实现,图像数量也在不断增加,临床放射学医师也需要直接的重组显示来诊断疾病,如冠状面、矢状面和其他平面或曲面的图像重组,对于判断疾病的范围和程度都是非常有用的,而且也是节约时间的重要工具(图 1.5、图 1.6)。

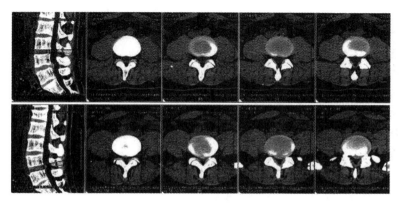

图 1.5　腰椎的薄层扫描

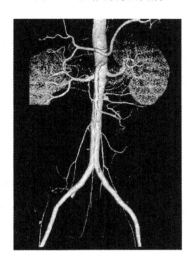

图 1.6　腹部 CTA

重组显示椎间盘,可以更好地定位,更
清楚地显示腹部主要大血管的立体影像。

第五节　超快速扫描成像技术

一、超快速扫描成像的概念

当前,影像医学的技术进步是飞速的。十年前,螺旋 CT 还是四排探测器,实现了亚秒的扫描速度,就是一秒钟以内实现多层面的扫描,可谓较之第三代 CT,即单排探测器螺旋 CT,大大地进步了;对于肝脏的多时相较薄层厚扫描,提供了很好的技术保障。人们普遍认为这就是快速亚秒扫描的开始。但是随着技术的进步,亚秒扫描还不能满足临床需要,如心脏搏动状态下的扫描,必须有 0.1 s 以内的时间分辨率,也就是说时间分辨率要用毫秒(ms)计算了。还有动态增强扫描和灌注成像、关节运动的动态成像等,都需要在 0.1 s 以内的成像。目前这些成像都已经实现临床应用。因此,这些快速的成像技术,就被称为超快速的成像,目前主要用于冠状动脉成像、灌注成像、关节动态成像等领域。

二、超快速成像的优点

实现了超快速成像以后,许多传统的观念将发生改变。例如,X 线摄片的曝光剂量问题,现在一张 X 线胸片的曝光时间在 10 ms 左右,X 线剂量非常少;超快速 CT 扫描技术的推广应用使心脏搏动、血流快速流动都不成为障碍;MRI 快速序列的实现,可以在 10 s 内做到全脏器(如肝脏)的成像,分辨率达到亚秒水平;DSA 旋转立体成像速度目前可以达到每秒 30°30 帧图像的速度,使立体动态成像成为可能。所有这些超快速成像技术的终极目标都是为了临床疾病诊断,都是为了一些需要特别快速的特殊成像目的而设计的,这些技术在临床的成功应用,给放射科医师带来了许多益处。

超快速成像的优点在于其成像速度快。速度的提高,带来的优点就是突破心脏搏动、血流速度的成像限制。对于增加患者检查速度和检查数量,其实不再是超快速成像的重要优点所在。超快速成像的主要优点在于将形态显示向功能成像转化,心脏的动态功能成像、血流对组织的灌注状态、关节的运动功能等,都可以实现。

三、超快速扫描技术的主要应用领域

一些在快速成像中实现的功能,如克服呼吸、心跳等生理运动伪影、多时相增强扫描、全脏器覆盖、多平面重组等,在超快速成像中易如反掌。而超快速成像新的应用领域还在不断发展之中,目前主要应用于心脏成像,包括冠状动脉 CTA 和心脏功能评价,还有就是血流的动态成像方面(图 1.7)。CT 的快速扫描,不仅可以显示血流的动脉期和静脉期,而且可以像 DSA 一样动态地显示血管中对比剂经过的过程,时间分辨率与 DSA 相似,对于灌注参数的测量就会更加准确。

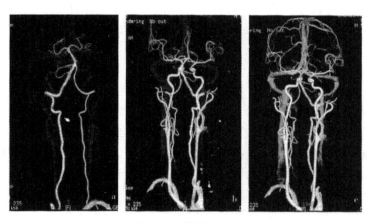

图 1.7 颈部 CTA
在动脉期、静脉期的分别快速扫描后,可以显示动脉、静脉和实质期的重组图像。

由于 CT 超快速成像技术的进步和冠状动脉 CTA 技术在临床的成功应用,也出现了许多关于 DSA、MRA 与 CTA 之间到底孰是孰非的争论。目前在冠状动脉病变诊断方面,CTA 是独占优势的,普遍认为冠状动脉 MRA 不及 CTA,但是在体部和外周血管的无创伤成像方面,MRA 有其独特优势。在介入治疗方面,DSA 是金标准,在介入治疗的手术过程中,进行 DSA 造影必不可少。所以,尽管 CTA、MRA 在近几年有了长足的发展,但是 DSA 作为诊断血管性病变的金标准的地位没有动摇。在任何血管性病变的手术或介入治疗前,都应该行 DSA 血管造影得到确切的诊断。

CTA、MRA 作为无创伤的诊断方法可以在术前提供有价值的诊断信息,对术前治疗方案的制定和介入器材的准备等都有重要的参考价值。对术后随访,CTA 或 MRA 可以无创伤地反复检查,在许多情况下可以代替以诊断为目的的有创伤性的 DSA 血管造影。

CTA 是注射含碘对比剂后进行扫描的,对于碘剂过敏的患者或肾功能不良的患者,MRA 是其最佳的选择,CTA 在一些多骨骼突起的部位或靠近颅骨的病变的显示有困难,MRA 则无此缺点。

但是,MRA 的内在血流信号强度与周围组织的差别常不及 CTA 增强扫描时那么显著,所以周围高信号组织对 MRA 的图像质量有一定的影响,如蛛网膜下隙出血的患者一般 MRA 效果不佳。另外,由于 MRA 容易出现涡流伪影、分层阶梯状伪影、狭窄过度估计等不良现象,对动脉瘤内血栓和瘤壁钙化、胸腹部动脉显示、特别弯曲的动脉等情况,MRA 在图像质量和阅片诊断方面存在困难。

第六节　功能成像技术的进展

一、解剖成像显示形态改变

X 线成像过程中,通过 X 线穿透人体组织,把穿透路径上所有的组织的 X 线吸收值累加而显示密度高低,穿透过程的时间先后无法区别,在人体组织中处于前面或者后面的组织都是被重叠投影到胶片上加以集合显示,虽然这样对于物体有整体的反映,对显示组织脏器的轮廓非常有利,但是,重叠造成了非常明显的缺陷。

X 线摄片过程中,人体器官形态被瞬间冻结,其形态在 X 线照射下得到很好的显示。通过各种投照角度的改变,对脏器的全貌可以有较为全面的了解。但是,摄片对于动态脏器如心脏的显示效果就存在局限性,不能显示其搏动情况和功能状态。

CT 和 MRI 能够分层显示脏器的形态,克服了 X 线摄片时脏器相互重叠的缺陷,对形态的显示有了质的飞跃。但是,就影像而言,仍然是某一时刻的形态的显示,脏器的功能仍然无法显示,如 CT 可以显示脑组织是否萎缩,但是不能显示脑功能是否退化。同样有脑组织的萎缩,有的患者功能仍然正常,有的患者就出现了痴呆或精神异常。又比如,心脏形态的增大,并不反映有无功能失代偿的状态。因此,形态显示并不能满足临床对脏器功能评价的需要,这些都促使影像医学研究人员努力去实现脏器功能的显示。

二、脏器功能的显示

要实现对脏器功能的评价,首先要看脏器的功能是什么。每个脏器功能各不相同,或者某个脏器有多种功能,要评价其功能,就要看影像检查的特点和适应检查脏器功能的哪一个方面。一般而言,对某个脏器的功能的评价都是特指的和选择性显示的,有的还需要进行功能诱发来显示。

心脏的主要功能就是泵血,因此心脏搏出量和心搏指数很重要,而反映心肌收缩功能的收缩期心壁厚度变化、心肌血液灌注量和速度,也是功能指标之一。CT和 MRI 都能够像超声一样显示这些数据。某些代谢物含量的变化可以代表组织的活性或血供状态,如组织中乳酸含量增加代表该组织有缺血的现象,而组织中胆碱含量增加代表组织的细胞膜代谢旺盛,常提示肿瘤的诊断。所以,功能显示与形态显示有很大的不同,功能成像必须先确定何种功能,再决定选择何种检查方法来显示,许多脏器的功能在目前条件下还无法直接显示。

三、功能成像技术的种类

功能成像的种类非常多,每个脏器可能各不相同,但是有一些是相似的,如血液供应状态的显示、组织代谢物的显示等。目前大部分功能成像技术都是显示一些共有特征的,而一些特殊功能的评价则依靠核医学特殊核素分子的代谢积聚、血液中特殊物质的含量测定来得出的。

(1)显示器官生理功能变化:对心脏的泵血功能,目前超声、CT、MRI 等影像学方法都可以显示,超声因为便捷、价廉而广受欢迎。肾脏的肾小球滤过功能是核医学成像重要的检查项目之一。利用甲状腺摄碘的功能特点,在静脉注射核素^{131}I 化合物后,测定其在甲状腺内的积聚量,就可以反映甲状腺的功能。

(2)代谢状态或某种代谢物含量的变化:目前的磁共振波谱分析技术可以在活体组织中测量某些化合物含量,如组织中胆碱含量消失代表坏死液化组织,含量增加(图 1.8)代表细胞分裂和增生活跃;组织中 N-乙酰门冬氨酸(NAA)的含量减少代表脑组织缺血坏死;组织中乳酸增加代表组织缺血导致无氧代谢增加。

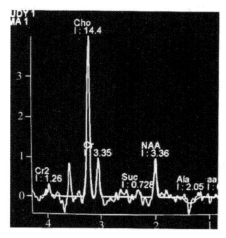

图 1.8 MR 波谱分析(MRS)
显示活体组织的代谢物含量。

（3）组织水肿或细胞膜功能状态：磁共振的扩散成像可以显示组织因为细胞缺氧而肿胀导致的细胞外间隙变小、水分子扩散障碍，如急性脑梗死（图1.9）。同样，组织因为细胞含量增加或者细胞本身体积硕大而导致水分子扩散不良，也可以在扩散成像上信号增加而得到显示。

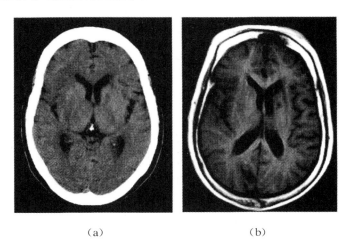

（a）　　　　　　　　　　　　　　（b）

图1.9　某脑梗死患者的CT和MR显像

CT未见明显异常征象图［1.9（a）］；MR的TWI也只是提示右侧岛叶和额叶脑回略肿胀［图1.9（b）］。

（4）显示组织的血液供应情况：这种显示技术的要求不高，以前采用静脉注射泛影葡胺后快速拍摄肾脏的方法显示肾脏密度的变化和肾盂逐渐显影的过程，就可以估计肾脏滤过的功能状态。现在，采用注射对比剂后快速CT扫描，可以定量测定所有脏器的血液灌注量、灌注血容量、达峰时间、通过时间等参数的数值，即可精确评价血液灌注功能。

（5）明确某项人体功能的脑组织支配区域：大脑组织在功能活动状态下，局部脑组织的血液供应增加，血管扩张、血液含氧量会增加，可以导致该区域的T_2信号增加，该部位的脑组织就可以被认为是某项功能的对应支配区域。大多数脑功能测定选择的是某项运动功能或者可以明确定义的具体任务，如认识汉字、手指运动、对错辨认等。

四、功能成像技术的临床应用进展

利用功能成像技术开展人体功能状态检查，是目前影像医学范畴内的热门研究和应用领域。各种功能检查在目前的技术条件下得到很大的发掘和推广，大量的研究论文发表，预示着功能成像将成为下一个影像医学的突破点之一。

1. 扩散成像

如前所述,扩散成像可以反映组织中水分子的扩散功能状态,一般用表观扩散系数(apparent diffusion coefficient,ADC)来表示扩散的容易程度,这种扩散成像对于脑梗死患者非常有用,在急性期就可以明确病灶所在部位、病灶范围及大小形态。它的基本原理是水分子自由活动受限时,扩散系数下降,而受限的扩散,质子不易传导磁化,T_2弛豫减慢,导致 T_2 呈高信号,扩散正常的组织则呈相对低信号,这对于早期缺血、病灶性质鉴别、肿瘤定性等非常有用。

扩散成像的应用范畴在不断扩大,利用脑组织中神经纤维的成束走行特点,神经束在纵向上扩散自由,横向上由于细胞膜的间隔而扩散受阻,导致扩散各向异性。通过对不同方向上的扩散系数测定,可以选择性显示神经纤维束,也称为扩散张量成像(diffusion tensor imaging,DTI)或纤维束追踪成像(tractography)。它可以显示纤维束与病灶的关系,以及纤维束受病变累及时的改变(图 1.10)。

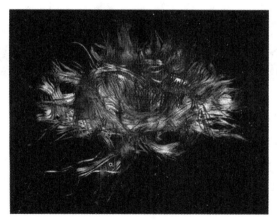

图 1.10　纤维束成像
利用 DM 时纤维束走行方向上的扩散系数与
垂直方向不同,显示不同纤维束的结构。

扩散成像目前在体部的应用方兴未艾。肿瘤组织因为细胞组成的特点,扩散成像上常呈高信号,包括淋巴结。通过全身 MRI 成像,可以显示全身各部位中有无肿瘤存在、淋巴结有无转移,这些图像与 PET 成像相似,有人称之为类 PET 成像功能。

2. 灌注成像

无论是 CT 还是 MRI,利用快速的成像技术都可以在静脉注射对比剂后对某个脏器进行超快速的成像,动态观察对比剂在组织中的含量变化。从 CT 图像中组织密度随时间的变化,就可以计算血液灌注的一些量化数据,从而反映组织的血液供应状态。MRI 则利用对比剂通过组织时的 T_2WI 信号下降来反映组织血液灌注情况,含高浓度对比剂的血液在 T_2WI 上呈低信号,因此,MRI 也是可以定量测定灌注参数的(图 1.11)。

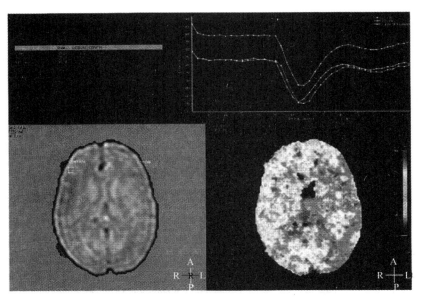

图 1.11　MRI 灌注成像

显示右侧额叶、颞叶广泛灌注下降。但是该患者普通 MRI 的 T_1WI、T_2WI 和 DWI 均正常。

这些血液灌注参数在组织缺血的情况下,可以直接反映组织的血液供应情况,也可以用来观察溶栓、扩血管治疗后的疗效。在肿瘤患者,测量肿瘤组织的灌注情况,可以反映肿瘤组织的血液供应情况和毛细血管床的数量值,这些都是反映肿瘤恶性程度的可靠指标。

3. PET/CT

PET/CT 就是 PET 和 CT 的结合,充分发挥了 PET 的功能显示作用和 CT 的形态学精确显示的优势。^{18}F 标记的脱氧葡萄糖(^{18}FDG)作为检查示踪剂注入血液内,被组织细胞摄取,但在磷酸化过程中被阻止,从而以 ^{18}FDG-6P 的形式在细胞中沉积下来,呈高信号之亮点。同时,结合 CT 扫描进行定位,再进行图像融合,使高代谢区域的定位更加准确。

第二章 呼吸系统疾病的 X 线诊断

第一节 弥漫性肺部病变

一、亚急性或慢性血行播散型肺结核

（一）临床特点

多见于成年患者，在较长时间内由于多次少量的结核菌侵入引起亚急性或慢性血行播散型肺结核。患者可有低热、咳嗽、消瘦等症状。病理上病灶多以增殖为主。

（二）X 线表现

本病的 X 线表现如下所述：

（1）病灶主要分布于两肺上中肺野：分布不均匀，锁骨下区病灶较多；有时以一侧上中肺野为主。

（2）病灶结节大小极不一致，粟粒样细结节、粗结节或腺泡样结节同时混合存在。

（3）结节密度不均匀，肺尖、锁骨下区结节密度高，边缘清楚，可有部分纤维化或钙化；其下方可见增殖性病灶或斑片状渗出性病灶。

（4）病变恶化时，结节融合扩大，溶解播散，形成空洞，发展成为慢性纤维空洞型肺结核（图 2.1）。

（三）鉴别诊断

亚急性或慢性血行播散型肺结核的特点是"三不均匀"（分布、大小、密度），多

位于两肺上、中肺野,病灶结节大小不等,病灶可融合、干酪坏死、增殖、钙化、纤维化、空洞。需与经常遇到的粟粒型支气管肺炎、尘肺病(肺尘埃沉着症)、肺泡细胞癌、粟粒型转移癌以及含铁血黄素沉着症等相鉴别,鉴别参照急性血行播散型肺结核的鉴别诊断。

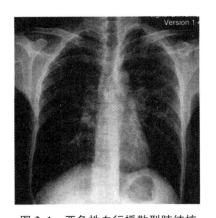

图2.1　亚急性血行播散型肺结核

X线表现为粟粒样细结节大小不一致,分布不均匀,锁骨下区病灶较多,有部分纤维化及钙化。

（四）临床评价

亚急性或慢性血行播散型肺结核起病较缓,症状较轻,X线胸片呈双上、中肺野为主的大小不等、密度不同和分布不均的粟粒状或结节状阴影,新鲜渗出与陈旧硬结和钙化病灶并存,结合实验室检查一般诊断不难。胸部 HRCT 可显示细微钙化影,有助于诊断(图2.2)。

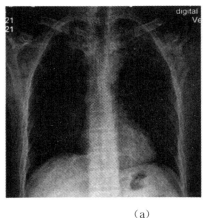
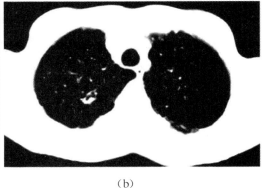

（a）　　　　　　　　　　　　（b）

图2.2　血行播散型肺结核

X线显示两肺散在粟粒[图2.2(a)];CT 显示两上肺散在粟粒,右肺上叶可见小斑片状钙化[图2.2(b)]。

二、肺泡细胞癌

（一）临床特点

本病为多发性的细支气管肺癌,癌肿起源于细支气管上皮或肺泡上皮,女性多于男性,发病年龄 30～60 岁,病程进展快。有人认为是多中心性发展的癌肿,亦有人认为是支气管播散的癌肿。细支气管肺泡癌分为三种类型：弥漫型、结节型和浸润型，临床工作中以弥漫型多见。临床症状有胸痛、顽固性咳嗽、呼吸困难、痰液量多而呈黏稠泡沫状，易误诊为肺转移癌。

（二）Ｘ线表现

本病的Ｘ线表现为两肺弥漫、大小不一的结节影，轮廓模糊，细如粟粒，粗的可似腺泡样结节，一般在肺门周围较多、密集，8％～10％病例可伴有血胸。有时可表现为小叶性肺炎样浸润粗大斑片影（直径为1～2 cm），边缘模糊。肺泡细胞癌有时亦可表现为巨大球状肿块影，边缘呈分叶状，直径大小为2～6 cm，类似周围型肺癌（图2.3）。

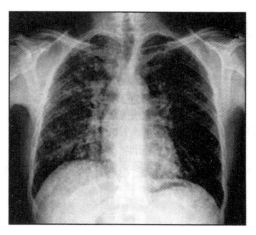

图 2.3　肺泡细胞癌
Ｘ线表现为两肺弥漫、大小不一的结节影，轮廓模糊，细如粟粒。

（三）鉴别诊断

弥漫型肺泡细胞癌需与粟粒型肺结核鉴别，后者病灶直径较小，多为1～2 mm，且大小一致，分布均匀，密度相同；尚需与肺转移灶鉴别，对有肺外肿瘤病史的应首先想到转移瘤，其病灶可大可小，轮廓相当整齐，分布于两肺中下部，病灶无支气管充气征；亦需与尘肺鉴别，但其有职业病史，除弥漫性结节状病灶外，肺纹理明显增多紊乱，交织成网状，肺门影增大，甚至出现壳状钙化。此外，需与肺真菌病、肺寄生虫病、结节病相鉴别。

浸润型肺泡细胞癌病变与肺炎渗出性病变相似，但后者改变快，经过有效治疗后，短期内明显吸收消失。

（四）临床评价

结节型表现为孤立球形阴影，轮廓清楚，与周围性肺癌的X线表现相似，空泡征在此型肺癌较多见。浸润型与一般肺炎的渗出性病变相似，轮廓模糊，病变可呈片状，亦可累及一个肺段，甚至整个肺叶。病理上细支气管肺泡癌的组织沿肺泡壁生长蔓延，然后向肺泡内突入，肿瘤组织和分泌物可填塞和压迫肺泡腔和外围细小支气管，但较粗支气管腔仍保持通畅，因此在病变范围内通常夹杂未实变的肺组织，使其密度不均匀，并常见支气管充气征。弥漫型肺泡细胞癌表现为两肺广泛结节状病灶，直径多为 3～5 mm，密度均匀，边缘轮廓较清楚。病变有融合的趋势，形成团块状或大片状实变影，在实变阴影中可见支气管充气征。

三、特发性肺间质纤维化（Hamman-Rich 综合征）

（一）临床特点

本病主要是原因不明的弥漫性肺间质纤维变，亦可能是一种自体免疫性疾病。由于主要病理改变有肺泡壁的炎性细胞增多，继以纤维化，故又称为纤维化性肺泡壁炎。患者男性多于女性，症状为进行性气短、咳嗽、胸闷、胸痛，如伴继发感染，可有发热、咳脓性痰，病程除少数急性者外，多数为数年至十数年的慢性过程，最后可导致肺动脉高压与右心衰竭而死亡。

（二）X 线表现

本病最早期的X线表现为细小的网织阴影，以下肺多见，此时患者可无症状，而肺功能检查已有异常表现，为肺弥散功能减退。后逐渐变为粗糙的条索状阴影，交织成粗网状影像，表现为两肺呈弥漫性索条状和网状影相互交织；肺纹理增多、增粗，延伸至外带，并呈广泛的蜂窝样结构，含有无数的、直径为 3～10 mm 的囊性透亮区，囊壁多数较厚；有时亦可见到直径为 3～5 mm 的结节影，或呈细颗粒状的毛玻璃样阴影；晚期由于继发感染，可伴有炎症性的模糊片状影，以及右心室肥大的征象。如肺部出现弥漫性肺间质纤维变的蜂窝样改变，而不能以肺源性疾病或尘肺解释时，应多考虑到本病的可能性。

（三）鉴别诊断

患者的胸片上突出表现为两侧中下肺野弥漫性肺间质纤维化，而能产生肺部弥漫性间质纤维化的疾病很多，原发性弥漫性肺间质纤维化为其中一种，其病因尚未明确。对该病诊断必须慎重，首先要排除其他疾病导致的肺间质纤维化后，才可考虑本病的可能（图 2.4）。

（四）临床评价

由于本病的 X 线征象没有特征性，需结合临床表现，如患者有气急、咳嗽、体重减轻和乏力等症状；一般痰量不多，可伴有血丝；可产生发绀和肺动脉高压，最后发展为肺源性心脏病，常有杵状指。肺功能检查最显著的改变为肺弥散功能减退。胸部 HRCT 检查有助于本病的诊断，可提出本病之可能，确诊往往依赖纤维支气管镜肺活检。

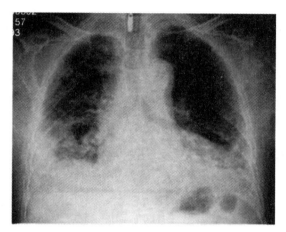

图 2.4　特发性肺间质纤维化
X 线表现为细小的网状阴影伴条索状影及有炎症性的
模糊片状影，两下肺多见。

四、尘肺病(肺尘埃沉着症)

（一）临床特点

患者有长期接触粉尘的职业病史。病变以肺间质纤维组织增生为主，细支气管及血管周围纤维增生，肺泡壁及小叶间隔亦增厚，胸膜亦见增厚粘连，并有胶原纤维尘肺结节形成，肺门淋巴结轻度或中度肿大。临床上，患者可有胸痛、咳嗽、气短等症状。病变常自两下肺开始，逐渐向上肺发展。

（二）X 线表现

本病的 X 线表现为两肺肺纹理普遍增多、增粗、扭曲紊乱，粗细不匀，并有蜂窝样网状纹理，纹理改变伸展至两肺外带，两肺纹理间并有弥漫分布的圆形或不规整形致密斑点影，斑点大小不等，直径多在 2～6 mm。结节的分布可以表现为均匀的成堆或不均匀的散在出现，有时可融合成团块状。两侧肺门影增宽而致密，可有蛋壳样钙化淋巴结影。网状影可出现于整个肺野,同时胸膜可增厚钙化(多见于硅酸盐肺),形成胸膜斑、胸膜钙化。胸膜斑好发于第 7 至第 10 肋侧胸壁及膈肌腱膜部,表现为胸膜壁层胼胝样增厚伴凸向肺野的圆形或不规则形结节,一侧或双侧,但不对称。胸膜斑内可有线状、点状或不规则形钙化。胸膜斑发生于膈肌腱膜及纵隔胸膜,致使心缘模糊、毛糙,称之为蓬发心。肺和肋膈角胸膜极少累及,有时可有少量胸腔积液。硅酸盐肺患者易并发肺癌或胸膜间皮瘤,必须密切注意。

早期尘肺病(尘肺病Ⅰ期)结节影局限于中、下肺野的 1～2 个肋间隙范围内,往往是右肺先发现结节影。尘肺病Ⅱ期结节影大量增多,弥散于全肺野,自锁骨下区至膈面均有结节影,唯两侧肺尖区往往清晰而有气肿,结节极少或无。肺底区亦有气肿,两侧膈面常见有幕状胸膜粘连(图 2.5)。晚期尘肺病(尘肺病Ⅲ期)可见两上肺结节融合为直径 3～4 cm 的纤维肿块影,两侧对称或不对称存在(图 2.6)。

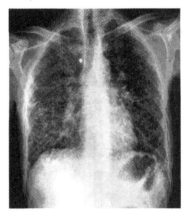

图 2.5　Ⅱ期尘肺

X 线表现为两侧肺门影增宽而致密,两肺肺纹理增多、增粗,扭曲紊乱,粗细不匀,并有蜂窝样网状纹理,纹理改变伸展至两肺外带,两肺纹理间有弥漫分布的圆形或不规则形致密斑点影,斑点大小不等,直径为 2～6 mm。

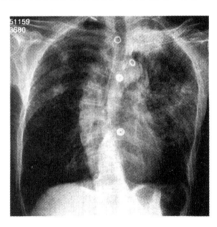

图 2.6　Ⅲ期尘肺

X 线表现为两肺肺纹理增多、增粗,扭曲紊乱,粗细不匀,并有蜂窝样网状纹理,纹理改变伸展至两肺外带,两肺纹理间有弥漫分布的圆形或不规则形致密结节影,结节大小不等,部分融合为直径 3～4 cm 的纤维肿块影。

(三)鉴别诊断

尘肺病 X 线表现为两肺有广泛的肺纹理改变和纤维条纹以及网状阴影,使整个肺野都像蒙上一层窗纱,或如毛玻璃样。尘肺结节的分布呈散在性,形态可不规则,密度较高,边缘较锐利,肺内有散在局灶性肺气肿透明区域存在。如果 X 线片上出现如此改变,在未了解到职业史的情况下,尚需与急性粟粒型肺结核、肺炎、恶性肿瘤、寄生虫病、肺泡微石症、含铁血黄素沉着症等相鉴别。急性粟粒型肺结核的结节状影直径一般为 1～2 mm。大小一致,分布均匀,密度相同,肺纹理增加不明确。肺炎临床有感染症状与体征,结节状影边缘模糊;细支气管癌的结节较本例患者结节大,直径一般为 3~5 mm,痰细胞学检查可多次找到癌细胞,无粉尘接触史。血行肺转移瘤一般结节较大,且分布于肺外围较多,有肺外恶性肿瘤病史。寄生虫病根据疾病流行区、接触史、粪便培养、血清学检查可诊断。肺泡微石症的胸片,肺纹理不能显示,沙粒样钙质密度影,多孤立存在,不融合。含铁血黄素沉着症有原发和继发两种,前者的发病年龄在 15 岁以下,临床表现可见反复咯血;后者多有心脏病史,尤其是二尖瓣狭窄的患者,有左心衰竭、肺静脉高压,可资鉴别。

（四）临床评价

本病患者一般年龄较大,发病缓慢,患者身体情况尚可,主要表现有气急现象,有咳嗽,但痰不多。晚期患者有杵状指及肺源性心脏病症状。实验室检查一般无重要发现。当患者出现两肺弥漫性肺间质病变时,应详细询问其职业病史,如有明确的粉尘接触史,应想到本病的可能,及时移交给职业病鉴定相关机构。胸部HRCT 检查对本病的鉴别诊断有帮助(图 2.7)。

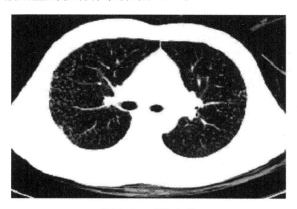

图 2.7　硅肺患者
X 线表现为两肺粟粒型结节,密度较高,边界锐利。

五、肺血行性转移癌

（一）临床特点

粟粒型肺转移癌最多见于血供丰富的原发肿瘤(如甲状腺癌、前列腺癌、绒毛膜癌),癌细胞直接侵入静脉系统—右心—肺毛细血管或见于原发支气管肺癌,癌肿可贯穿于肺动脉,引起大量的癌细胞播散。临床症状有咳嗽、咯血、呼吸短促、发绀。

（二）X 线表现

本病的 X 线表现为两肺有弥漫分布的细结节影，大小不一，结节分布很密，中、下肺较上肺多些，结节边界模糊，但肺尖区常无结节，这点可与粟粒型肺结核区别。肺纹理一般性增强，可合并胸腔积液（图 2.8、图 2.9）。

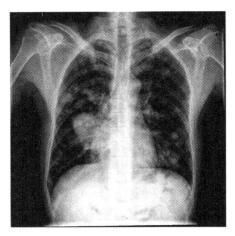 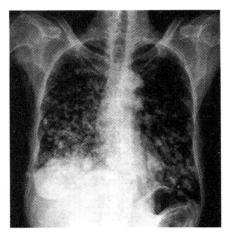

图 2.8　右下肺癌伴两肺弥漫性转移

X 线表现为两肺有弥漫分布的细结节影，大小不一，局部结节分布很密，中、下肺较上肺多些。

图 2.9　右肾癌术后 7 个月，两肺见弥漫性转移癌

X 线表现为两肺有弥漫分布的细结节影，大小不一，局部结节分布很密，中、下肺较上肺多。

（三）X 线表现与鉴别诊断

粟粒型肺转移癌应与急性粟粒型肺结核、粟粒型支气管肺炎、尘肺以及含铁血黄素沉着症等相鉴别。

急性粟粒型肺结核 X 线片早期两肺野呈毛玻璃样密度增高，两肺从肺尖至肺底均匀分布、密度相似、大小一致的粟粒样结节；即"三均匀"特征。结节边缘较清楚，如结节为渗出性或结节融合时边缘可模糊。正常肺纹理被密集结节遮盖而不能显示，可有肺门或纵隔淋巴结增大。

尘肺有明确的职业病史，X 线表现肺纹理增粗增多、紊乱扭曲、粗细不匀，甚至中断消失，并有蜂窝网状纹理。肺纹理间有大小不一、边缘清晰的结节影，直径为 2~6 mm。密度较高，结节是按支气管走向分布的，可为均匀的成堆出现或不均匀的散在出现，一般结节影变化非常缓慢，逐渐增大，密度增高，直至出现融合现象；一般都有弥漫性肺气肿改变，而粟粒型肺转移癌一般没有肺气肿征象。

粟粒型支气管肺炎又称小灶性支气管肺炎，病原体常由支气管侵入。引起细支气管、终末细支气管及肺泡的炎症。多见于婴幼儿，病情严重，有咳嗽、咳痰、气促、高热等症状，X 线平片两肺野呈广泛分布的模糊粟粒状结节影，可伴有较大的斑片状致密影,以两下肺及内带较密;抗炎治疗,病灶吸收消散较快,病程较短。实验室检查白细胞计数值升高明显,血沉正常。根据以上几点可与粟粒型肺转移癌相鉴别。

肺含铁血黄素沉着症为肺内多次少量出血,血液吸收后肺泡内吞噬细胞内有含铁血黄素沉着。多见于有心脏病病史者,也可为特发性,或合并肾小球肾炎(Goodpasture 综合征)。X 线多表现为双肺中、下野弥漫性结节影,密度较高,边缘清晰,阴影长时间无变化。

此外,有时尚需与细菌和病毒感染、寄生虫病、肺泡微石病、新生儿肺透明膜病、肺泡蛋白沉着症及真菌病等相鉴别,结合粟粒型肺转移癌 X 线影像学特点、临床病史及实验室检查可鉴别。

(四)临床评价

肺部是转移性肿瘤最多发生的部位,其他脏器的恶性肿瘤均可以通过血液或淋巴系统转移到肺部,所以常有肺外恶性肿瘤病史。肺转移瘤在未行治疗前,一旦发现进展迅速,半个月至 1 个月内病灶可增多、增大。有时初诊往往误为粟粒型肺结核,在发现原发肿瘤或在积极抗结核治疗下,弥漫性病变不但不见缓解,反而会进展恶化,即应高度怀疑转移癌的可能。甲状腺癌用放射碘治疗,子宫绒毛膜癌用抗癌药治疗,肺部粟粒型转移灶可全部吸收治愈。

六、肺结节病

(一)临床特点

肺结节病也称肉样瘤,鲍氏类肉瘤(Boeck's sarcoid)等,属于一种非干酪性肉芽肿。国内较少见。有明显的地区性,温带较多,欧洲发病率较高。就人种而言,黑人最多,白人次之,黄种人少见。女性略多见。任何年龄均可发病,发病年龄多见于 20～50 岁。病程变化大,有自愈倾向。

病因不清,多认为与病毒感染有关。结节病的基本病理改变,系非干酪性肉芽肿(由上皮样细胞、郎格汉斯巨细胞、淋巴细胞及纤维细胞组成),可侵犯全身淋巴结、肺、眼、皮肤、肝、骨等组织。病变可在淋巴结或肺实质。结节可在数月内完全吸收,也可被纤维组织所代替,形成肺间质的弥漫性纤维化。

临床上多无症状或仅有轻微呼吸道症状,胸部体征阴性。全身性周围淋巴结肿大的约占 40%,肝脾大的约占 20%。血沉增快,皮内结核菌素试验常为阴性。

(二)X 线表现

本病的 X 线表现为两侧对称性肺门及气管旁纵隔淋巴结肿大,呈分叶状肿块影，边界清晰锐利，一侧或两侧气管旁淋巴结增大，往往以右侧为主，同时可伴有肺门淋巴结增大。淋巴结多呈中等增大，边缘清楚，多发性结节呈土豆块状。约有60％病例当肺门淋巴结缩小消退时，两肺野出现弥漫性粟粒状（直径1～5 mm）结节影，伴有网状纤维索条状阴影；经随访1～3年，大多数病例肺门淋巴结影与肺部浸润影可完全吸收，但有15％～20％病例，肺部病变不见吸收而转化为肺间质纤维变，最后导致呼吸衰竭或肺源性心脏病。肿大淋巴结压迫支气管引起狭窄可致肺气肿或肺不张，累及骨骼出现趾、指的囊肿样改变，以及易出现肾结石等（图2.10）。糖皮质激素治疗可促使病变吸收。

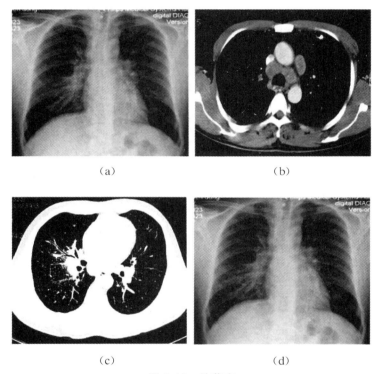

（a）　　　　　　　　　　　　（b）

（c）　　　　　　　　　　　　（d）

图 2.10　结节病

胸片示上纵隔增宽，两肺门影增大，两中肺野肺纹理明显增多，并见细小结节影［图2.10(a)］；CT增强纵隔窗示纵隔淋巴结增大［图2.10(b)］；CT肺窗及胸片示两肺门增大，右肺内见散在小结节影［图2.10(c)、图2.10(d)］。

（三）鉴别诊断

结节病的诊断应与淋巴瘤、淋巴结结核、转移瘤及肺癌的纵隔淋巴结转移等鉴别。淋巴瘤通常从气管旁淋巴结开始，最常累及气管旁淋巴结、肺门及内乳淋巴结，早期累及单一淋巴结，肿瘤较小时，X线表现轻微，多难以确认；淋巴结增大明显时，其典型X线表现为纵隔多向两侧呈对称性增宽，肿瘤主要在气管两旁，可压迫气管变窄,肿瘤边缘清楚呈波浪状,或呈明显的分叶状,该类肿瘤对放射线的敏感性较大。淋巴结结核通常发生在儿童或青年,而结节病常为成人,淋巴结结核往往为单侧性的,结核菌素试验阳性,提示结核。原发肺肿瘤及肺转移瘤常伴有纵隔、肺门淋巴结肿大,但好发于中老年人,原发肺肿瘤常表现为肺内单个病灶,转移性肿瘤大多有肺外原发病灶。

(四) 临床评价

非干酪性肉芽肿并非结节病所特有,因此本病诊断需结合临床、X 线和病理检查的结果而定。结节病侵犯肺部 X 线表现多种多样,根据不同的病理基础分为淋巴结型、浸润型和硬变型。肺部的病变可以完全吸收。如存在时间较久且未吸收即可发展为间质纤维病变,表现为间质纤维病变和结节病变同时存在;或者以间质纤维病变为主。结节病两侧肺门淋巴结肿大,临床症状轻微。常应用淋巴结及前斜角肌脂肪垫活检、支气管镜检查、结核菌素试验(PPD,5 U)及 Kveim 试验等方法证实。但有学者提出肝活检有助于诊断,还有学者指出,血管紧张肽转换酶为60 U/mL 有确诊意义。

胸部 CT 尤其是 HRCT 检查有助于本病的影像学诊断,除了能清晰显示纵隔、肺门淋巴结肿大外,还能显示肺内结节及肺间质增厚征象(图 2.11)。

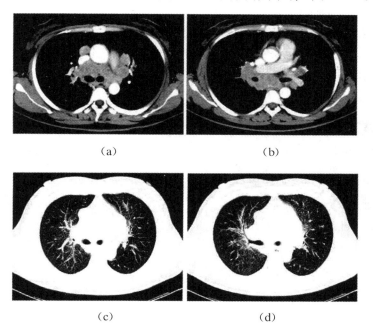

(a) (b)

(c) (d)

图 2.11　结节病 CT

CT 增强纵隔窗显示纵隔淋巴结广泛肿大,淋巴结边缘清晰,部分呈分叶状[图 2.11(a)、图 2.11(b)];CT 肺窗显示两肺小叶间隔增厚,局部呈细网状改变,并伴有支气管血管束增厚[图 2.11(c)、图 2.11(d)]。

七、过敏性肺炎

（一）临床特点

系一种肺部的过敏性表现，临床特征为肺内有一过性的、游走性的炎症病变，血液中嗜酸粒细胞增多，全身症状一般不显著。患者常有个人或家族史。不少患者查不出过敏源，可能有自体免疫的因素，常见的病原有各种寄生虫感染；也可由药物、花粉、真菌孢子过敏引起。病理改变为在肺间质、肺泡壁及末梢细支气管壁内及肺泡渗出液内有嗜酸性粒细胞浸润。

许多病例可无症状，有时只在体检透视时被发现。有些患者可有咳嗽、咳少量黏液性痰或有头痛不适感。多数病例不发热，或仅有低热。白细胞计数正常或有轻度至中度增高，而嗜酸性粒细胞分类可增高至 0.1～0.7，血沉稍快。

（二）X 线表现

本病的 X 线可见病变无特征性，常表现为肺野内密度较低，边缘模糊的斑片状或大片状影像，以两肺中、下野较密集，肺尖区可无病变。往往多发、散在和非节段性分布，大多不与肺门相连。其影像较淡，与周围正常肺组织无明显界限，呈薄纱状。少数患者可表现为粟粒样，但密度低，亦可表现为结节状（图 2.12）。可有轻微胸膜反应，病灶一般在 3～4 天内可自行消失，但可在其他部位又出现新病灶，这种病灶的暂时性和游走性是本病的特点。病变后期肺内可出现不规则小结节、线样影、网状或蜂窝影。

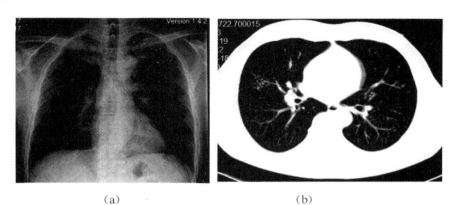

（a） （b）

图 2.12 过敏性肺炎

胸片示两肺弥漫分布粟粒样、淡密度、边界模糊影[图 2.12(a)]；同一患者的 CT 肺窗示两肺弥漫分布粟粒样、淡密度的小叶中心性结节[图 2.12(b)]。

（三）鉴别诊断

过敏性肺炎的弥漫性粟粒影多不均匀，常伴有小斑片状实变影，病灶的形态、密度短期内可出现变化，肺内病灶的暂时性和游走性是本病的 X 线影像特点；另外，肺内病变较重，而患者的临床表现较轻，是本病的另一临床特征。本病需与支气管肺炎、间质性肺炎、肺结核等相鉴别。

支气管肺炎常在两下肺内、中带见沿着肺纹理分布的颗粒状、小斑片或斑点状阴影，可融合成大片状，整个病变密度不甚均匀，边缘模糊不清，单个病变处中央部密度较高，可有小空洞，但较少见。

间质性肺炎表现为病变较广泛，分布常以胸膜下外带肺组织为主，肺门结构模糊，密度增高，轻度增大，细小支气管梗阻引起弥漫性肺气肿或肺不张表现，病变吸收较实变性炎症慢，慢性病例可导致肺间质纤维化。

肺结核的临床表现与本病有较多相似处，影像表现以其不同的病理阶段而表现不同，肺内常出现纤维空洞、钙化病灶，且肺结核的病变分布以上、中肺野多见，有相对好发的部位，结合痰找抗酸杆菌、结核菌素试验等检查，可与过敏性肺炎鉴别。

（四）临床评价

过敏性肺炎患者一般均有过敏原接触史，因此必须详细询问病史，尽可能找出过敏原，实验室检查发现嗜酸粒细胞增高，依据其影像表现，可确立诊断。因其肺内病灶的暂时性和游走性的 X 线影像特点，短期 X 线胸片复查是其必要的鉴别诊断手段。CT 检查，特别是 HRCT 检查有利于发现肺内病灶及提供鉴别诊断信息（图 2.13）。

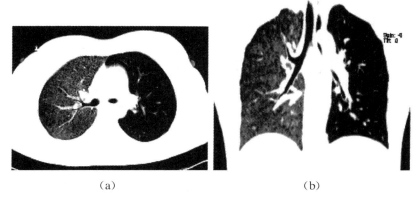

（a）　　　　　　　　　　　　　　　（b）

图 2.13　过敏性肺炎

胸部 CT 示右侧肺野弥漫性细粟粒影，呈均匀分布，并见双肺密度不均，左侧密度减低，可能系左肺代偿性气肿所致。

第二节　肺内孤立性和多发性球形病灶

一、周围型肺癌

（一）临床特点

肺癌大多数起源于支气管黏膜上皮，又称为支气管肺癌，少数起源于肺泡上皮及支气管腺体；近年来，肺癌的发病率明显增高，处于各恶性肿瘤的前列。多发生在 40 岁以上的成年人，男性多于女性，但近年来女性的发病率也明显升高。

周围型肺癌系指发生于肺段以下支气管直到细小支气管的肺癌。位于肺中间带及周边部，在肺内形成肿块，以腺癌及鳞癌多见。临床表现为咳嗽、咳痰、痰中带血，也可无任何临床症状。发生在肺尖部的肺上沟癌可有霍纳综合征，部分病例可伴有关节肿痛及内分泌紊乱症状。多数患者临床症状出现较晚。

真正的病因至今仍不完全明确。大量资料表明：长期大量吸烟，特别是多年每天吸烟 40 支以上者，肺癌的发病率是不吸烟者的 4～10 倍。环境污染是肺癌的一个重要致病因素。人体自身的免疫状况、代谢活动、遗传因素、肺部慢性感染等也可能对肺癌的发病有影响。

以往，肺癌分为小细胞及非小细胞肺癌，非小细胞肺癌又分为鳞状细胞癌、腺癌、复合癌和大细胞未分化癌。目前，临床将肺癌分为常见的 4 种类型：① 鳞状细胞癌：肺癌中最常见类型，多见于 50 岁以上男性，以中央型肺癌常见。放化疗敏感，先淋巴道转移，血行转移较晚。② 小细胞癌：发病率相对较低，多见于年龄较轻的男性，以中央型肺癌常见。虽放化疗敏感，但预后差，较早发生转移。③ 腺癌：发病率相对较低，多见于年龄较轻的女性，以周围型肺癌常见。细支气管肺泡癌也属此型。预后一般，较早发生血行转移。④ 大细胞癌：肺癌中最少见类型。预后最差。

（二）X 线表现

早期肿块较小，直径多在 2 cm 以下，X 线表现为密度较低、轮廓模糊的阴影，平片与炎症相似，癌肿继续发展，成为 3 cm 以上较大的球形或圆形块影，可有以下征象：

（1）单发性肿块阴影，直径一般为 2～6 cm，以 3～4 cm 者多见。

（2）肿块影密度较高,多数比较均匀,部分呈结节堆集而浓淡不均(图 2.14)。部分病例可有空洞形成,洞内壁不规则,可见壁结节,少见气液平;以鳞癌多见。X线片少见瘤内钙化。

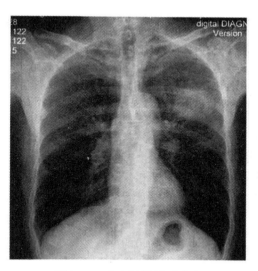

图 2.14　左上肺周围型肺癌
X 线胸片示左上肺球形病灶,可见浅分叶和毛刺,密度尚均匀。

（3）肿块边缘多数有分叶或脐样切迹,也可呈边缘光滑的球形阴影(图 2.15)。肿块影周边较模糊及毛刺是一重要 X 线征象。

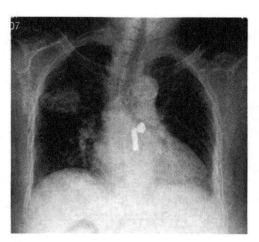

图 2.15　右上肺周围型肺癌
X 线胸片示右上肺球形病灶,可见分叶征,密度尚均匀。

（4）瘤体周边部可有斑片状阻塞性肺炎阴影。

（5）胸膜下肿块易引起胸膜增厚及胸膜凹陷。亦可有肋骨破坏。

（6）胸内转移时可有胸腔积液，肺门及纵隔淋巴结增大。

（7）CT 检查能更清晰显示瘤周征象和瘤内结构，对确诊及检出转移灶有极大帮助。

（三）鉴别诊断

周围型肺癌的诊断要点是外围肺组织内发现结节或肿块，直径 3 cm 以下者多有空泡征、支气管充气征、分叶征、毛刺征以及胸膜凹陷征。直径较大者可有分叶征，肿块内可发现癌性空洞。周围型肺癌须与肺结核球、肺囊肿、肺良性瘤（炎性假瘤）、慢性肺脓肿等相鉴别。结核球周围有小结核病灶，即卫星灶；或有其他结核依据，如对侧或同侧其他部位有结核病变，或有结核性胸膜炎等。结核球有时可见外围粗长的毛刺，由周围指向中心，毛刺靠近病灶边缘常中断，是由于病灶周围纤维化形成。有时病灶边缘呈浅小的分叶状。

由于结核球融合过程中浓缩，在瘤体周围可形成 1~2 cm 的环形透光影，称"月晕征"。病变多在上叶尖后段的肺表面部位（图 2.16）。结核球的发展较慢，在复查过程中观察发现，多数病例无增大或增大不明显。1 年以上无大小改变，基本可以肯定结核球的诊断。癌性空洞是癌组织液化坏死并经支气管排出后形成的。肺癌空洞较肺结核空洞少见，肺癌空洞通常偏心性、壁厚、内壁凹凸不平，外壁可见分叶和毛刺征象，如有肋骨、胸椎等骨骼侵蚀或转移时，诊断就更为可靠。而肺结核空洞周围有"卫星病灶"，可有支气管引流，洞壁一般比较光整。依靠上述征象结核球可与周围性肺癌鉴别。

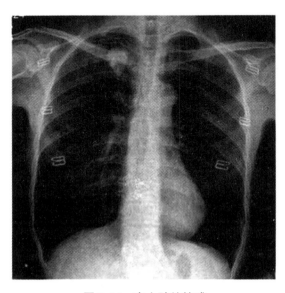

图 2.16　右上肺结核球

　　(1)支气管肺囊肿:在X线上表现为圆形、椭圆形阴影,单发或多发薄壁透光区为卷发状、蜂窝状阴影;虽反复感染,病灶部位不变,其他肺野无新病灶出现(图2.17)。充分了解病史,一般鉴别诊断不困难。

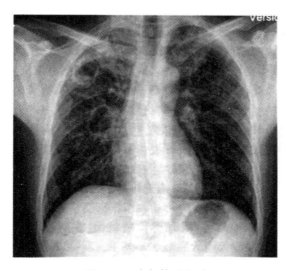

图 2.17　支气管肺囊肿
X线表现为圆形、椭圆形阴影,单发或多发薄壁透光区。

　　(2)肺炎性假瘤:在组织结构上主要为成纤维细胞、大量的血管组织和各种炎性细胞的混合。本病的病因尚不完全明确,多数学者认为是由炎性病变修复改变所形成。X线表现为肺内团块状阴影,密度较高而均匀,边缘整齐,肿块直径多数在2~4 cm,但个别病例可以超过4 cm,最大者可达10 cm以上,肿块不出现空洞。一般肿块邻近肺野清楚,无炎性病变,也无胸膜改变。肿块大多发生于肺表浅部位,生长缓慢,甚至无变化。极个别病例,病变阻塞叶支气管,形成肺叶不张、包裹性肿块,甚似中央型肺癌表现,为诊断带来困难,进一步支气管镜检查可帮助诊断。该病变为良性,当胸片难以定性时,可经皮穿刺活检,以确定诊断。

　　(3)肺脓肿:早期表现可见受累的肺段呈楔形或不规则类圆形的致密影,中心浓而周围略淡,边缘模糊,与一般肺炎实变相似。1~2周后,致密影中出现含有液平的空洞透亮区,空洞周围有浓密的炎症浸润影。病程超过3个月以上的,往往转变为慢性肺脓肿,呈肺段性致密影,含有厚壁空洞及液平,常侵及邻近肺段,形成多房性肺脓肿。脓肿四周有粗乱的纤维条索影,病灶影可继续扩大,伴有胸膜增厚。短期内随访,可显示病变病理演化,也可与周围型肺癌鉴别。

　　其他肺孤立性球形病灶错构瘤、脂肪瘤、单发转移瘤等,均可表现为肺孤立性球形病灶,但这类病变都有其各自的X线影像特征及典型病史,因此,综合病史及影像学特征可明确诊断。

（四）临床评价

肺癌起源于支气管黏膜上皮,并向支气管腔内或(和)邻近肺组织内生长,引起相应支气管的狭窄、闭塞,引起远端肺实质的继发性改变,局部形成占位征象。同时癌组织可侵犯淋巴、血管,通过淋巴道、血管、支气管转移扩散。常规 X 线胸片对诊断周围型肺癌有一定的局限性,特别是对早期周围型肺癌和隐匿在心影后方的病灶,有时较难发现;对是否有肺门及纵隔淋巴结转移更是难以显示。CT 检查可弥补常规 X 线胸片的不足,对病灶内部及周边的细节 CT 能提供较多的信息,CT 增强检查及 CT 灌注成像对周围型肺癌的鉴别诊断有极大的帮助。

CT 检查对周围型肺癌的征象有:① 结节肺界面:有毛刺征、放射冠及分叶征等。有上述征象者多支持肺癌的诊断。② 结节内部征象:肺癌内部密度多不均匀;若病灶中心有坏死,可形成壁厚薄不均空洞;肺癌还可见到结节内的空泡征、支气管充气征;肺癌内钙化少见,仅占 2%～5%。③ 胸膜及胸壁侵犯:病灶与胸膜间可见对诊断周围型肺癌较有特征意义的胸膜凹陷征,较大肺癌可累及邻近胸膜至胸壁,CT 检查显示肿块与胸膜界面不清楚;有时可见肋骨破坏,胸膜面小结节。④ 肺内转移征象:两肺可见大小不同的结节灶,两下肺较多见(图 2.18)。

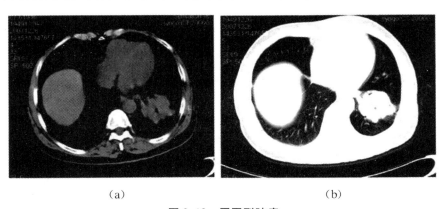

（a）　　　　　　　　　　　　（b）

图 2.18　周围型肺癌

CT 检查示分叶状球形病灶,内见空泡征,胸膜侧见胸膜凹陷征。

MRI 周围型肺癌主要表现为肺内孤立性结节或肿块,在 T_1WI 呈中等信号(与肌肉相仿),T_2WI 与质子密度加权像均为高信号,显示肺内病变不如 CT,但对病变向周围侵犯情况及纵隔、肺门淋巴结转移情况可提供较多信息。

周围型肺癌还可沿血管周围直接向肺门浸润,产生球形阴影与同侧肺门之间的索条状阴影,通常较细而紊乱,断续地引向肺门,此时肺门通常已有肿大的淋巴结出现。周围型肺癌的诊断是一个比较复杂的问题,除了充分利用多种 X 线检查手段取得材料以外,还应密切结合痰细胞学检查、纤维支气管镜检查以及临床各方面的资料进行判断。

二、结核球

(一)临床特点

结核球(结核瘤)常为浸润型肺结核病变过程中的一种表现,病理上为局限性干酪化病。为纤维组织包绕的干酪样坏死团块,按形成过程分为四种类型:① 干酪样肺炎局限而成的结核球:纤维包膜很薄,厚度仅为 1 mm。② 同心圆层状结核球:系结核球扩展、再扩展后,历次形成的纤维包膜、历次扩展的厚度不等的干酪坏死层相间而成。③ 阻塞空洞型结核球:由于结核空洞的引流支气管完全阻塞,内容物浓缩凝固而成。④ 肉芽肿型结核球:结核性肉芽肿发生干酪样坏死而形成,由数个病灶融合而成。

(二)X 线表现

结核瘤边缘多光滑、清楚或有索条,无分叶或仅浅分叶,偶有典型分叶;常有点状或斑点状、斑片状钙化,也可有空洞,其空洞为边缘性或呈裂隙样,肿块大多数病例病灶周围有卫星灶,表现为致密的小或微小结节、索条状影等,有时可见肺纹理牵拉等肺结构扭曲改变(图 2.19)。

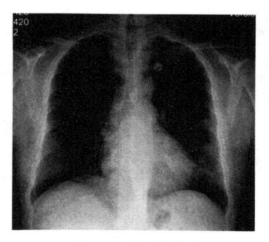

图 2.19　左上肺结核球

X 线胸片示左上肺结节状高密度致密影,边缘多光滑、清楚,见环形钙化。

(三)鉴别诊断

典型的结核球诊断不难,以往常有肺结核病史,病灶内有斑点及斑片状钙化、周围有卫星病灶是其特征性影像表现。与其他疾病的鉴别诊断详见本节周围型肺癌鉴别诊断。

（四）临床评价

结核球的主要特征为球形病灶，其大小根据文献记载一般直径为 1～4 cm，大者可达 8 cm，个别可达 10 cm，但极罕见。由于在结核球形成过程中产生包膜，故一般呈圆形或椭圆形，边缘整齐、光滑。病灶密度较高而且均匀，其中可有钙化、干酪样病变、浸润或液化，或小空洞。绝大多数病例，结核球周围有结核病灶，即卫星灶；或有其他结核依据，如对侧或同侧其他部位有结核病变，或有结核性胸膜炎等。结核球有时可见外围粗长的毛刺，由周围指向中心，毛刺靠近病灶边缘常中断，是由于病灶周围纤维化形成导致的。有时病灶边缘呈浅小的分叶状。由于结核球融合过程中浓缩，在瘤体周围可形成 1～2 cm 的环形透光影，称"月晕征"。结核瘤的数目大多为一个，有时可达几个。病变多在上叶尖后段的肺表面部位。结核球的发展较慢，在复查过程中观察发现，多数病例无增大或增大不明显。1 年以上无大小改变，基本可肯定结核球的诊断。依靠上述征象可与其他病变鉴别。但缺少特征性改变时，可采取 CT 检查或经皮穿刺活检，甚至手术切除也是明智的，以免延误肺癌的诊断和治疗（图 2.20）。

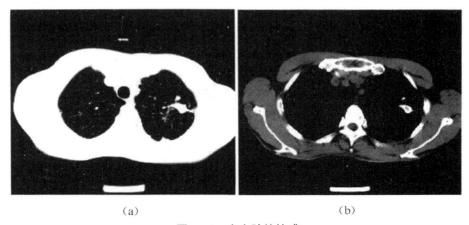

（a）　　　　　　　　　　（b）

图 2.20　左上肺结核球

CT 示左上肺高密度结节状钙化影，周围见卫星灶及纤维条影。

三、球形肺炎

（一）临床特点

形态呈孤立、圆形变的肺炎，称为球形肺炎，是一个以 X 线胸片的形态表现特点而命名的肺炎。本病的临床特点是：多数患者有急性炎症的表现，如发热、咳嗽、咳痰、白细胞计数升高和血沉加快，还多合并有基础性疾病。常好发于肺门旁下叶背段或上叶后段。其形成机制，有人认为与呼吸道吸入性有关，也有人认为由炎性渗出物通过肺泡小孔，向邻近周围肺泡呈放射状扩散蔓延而成。

（二）X 线表现

球形肺炎阴影的范围接近一个肺段（5～6 cm），呈球形，无分叶及毛刺。仔细观察球形肺炎影的密度较淡而不均匀，深浅不一，含有隐约的透亮区，边界模糊，缺乏清晰的轮廓。多数患者病灶周围及肺门方向有较长的索状阴影，即所谓"局部充血征象"提示肿块为炎症。经 2～3 周的随访复查，肺炎阴影常迅速消散，而获最后确诊。

（三）鉴别诊断

最主要的是与周围型肺癌鉴别诊断。有人认为 X 线胸片上球形病灶的一半以上边缘模糊为肺炎表现，相反肺癌大部边缘清晰。另外是肺栓塞，可呈球形或类圆形，也是需要注意鉴别的。短时间内经抗炎治疗可吸收消散是其与其他肺内孤立性球形病变的重要鉴别点。

（四）临床评价

鉴别诊断困难时，CT 和经皮肺穿刺活检为球形病灶的确诊提供了有效的手段。CT 对病灶的密度、边缘、强化征等征象显示更为确切。

四、肺脓肿

（一）临床特点

肺脓肿是由多种病原菌引起的肺部化脓性感染，早期为化脓性肺炎，继而发生坏死、液化和脓肿形成。引起肺脓肿的病原菌与上呼吸道、口腔的常存菌一致，常见的有肺炎链球菌、金黄色葡萄球菌、溶血链球菌、克雷伯杆菌等。急性肺脓肿常为上述细菌的混合感染。

发病机制分为三种类型：① 吸入性：60％的肺脓肿是由于吸入口腔或上呼吸道带有病菌的分泌物、呕吐物等所致。尤其是在口腔、鼻腔及上呼吸道存在感染灶时，此外在受寒、极度疲劳或昏迷等使全身抵抗力降低，咽喉保护性放射减弱等情况下均有利于感染性分泌物的吸入。吸入性肺脓肿发生的部位与体位有关，好发于右肺上叶后段、下叶背段与左肺下叶后基底段，且右侧多于左侧。② 血源性：身体其他部位感染性，引发败血症的脓毒栓子经血行播撒至肺，使肺组织发生感染、坏死及液化,形成肺脓肿。血源性肺脓肿多为两肺多发病灶,以金黄色葡萄球菌多见。③ 继发性:肺脓肿也可继发于支气管扩张、支气管囊肿、支气管肺癌等。急性肺脓肿随着有效抗生素的应用,脓液的排出,脓腔可缩小而消失,但若在急性期治疗不彻底,脓液引流不畅,炎症持续不退,脓肿周围的纤维组织增生使脓肿壁增厚,肉芽组织形成,病灶迁延不愈而转变为慢性肺脓肿。急性肺脓肿的表现类似于急性肺炎,如寒战高热、咳嗽咳痰、胸痛,全身中毒症状较明显等。发热 1 周后常有大量浓痰咳出,若为厌氧菌感染,则为臭痰。慢性肺脓肿有经常咳嗽、咳脓痰和血痰,不规则发热伴贫血、消瘦等,病程都在 3 个月以上,并可有杵状指。

（二）X 线表现

　　肺脓肿早期呈较大区域的密度增高影,边缘模糊,呈楔形的肺段或亚段实变,底部贴近胸膜。进一步发展,中央出现低密度液化坏死区,经支气管排出坏死物质后,形成空洞(图 2.21、图 2.22)。急性肺脓肿形成期的空洞内壁可凹凸不平,并多见气液平面,形成近肺门侧常见支气管与脓腔相通。急性肺脓肿可伴有反应性胸腔积液和胸膜增厚,可因肺脓肿破入胸腔而形成局限性脓胸或脓气胸。短期间,病灶阴影可有明显改变(吸收缩小或进展扩大)。肺脓肿痊愈后可不留痕迹,或仅留下少量纤维条索影。慢性肺脓肿以纤维厚壁空洞伴肺组织纤维化为主要特征,内外壁界限均比较清晰,邻近肺野有慢性炎症、支气管扩张、新的播散灶和旧的纤维化等。血源性肺脓肿多为两肺多发片状或结节状密度增高影,边缘模糊。有些结节中央出现液化坏死,有些则出现空洞,可见透亮区及液平面。

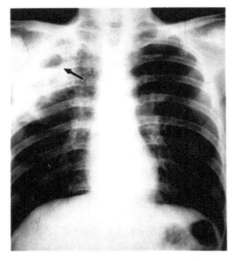
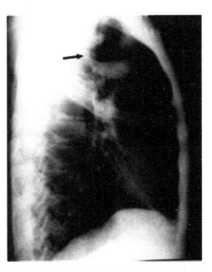

图 2.21　右肺上叶肺脓肿(正位胸片)
为一类楔形实变,边缘模糊,病灶内出现厚壁空洞(箭头处)。

图 2.22　右肺上叶肺脓肿(右侧位胸片)
箭头示空洞,洞内见液平面。

（三）鉴别诊断

吸入性肺脓肿需与癌性空洞及继发于阻塞性肺炎的肺脓肿鉴别；伴有液平时，还需与结核空洞、肺囊肿伴感染相鉴别。继发于阻塞性肺炎的肺脓肿，肺门部可见肺癌的原发病变，癌性空洞呈厚壁，外缘呈分叶，可见毛刺，边界清晰等，可资鉴别。结合病史分析及痰液检查，可以确诊。

（四）临床评价

大多数肺脓肿为吸入性，结合病史分析及痰液检查，X 线显示病灶边缘模糊，洞壁光滑整齐，内多见液平，多数肺脓肿可明确诊断。CT 检查可提供确立诊断和鉴别诊断的更多信息。

五、血行转移性肺癌

（一）临床特点

人体许多部位的原发性恶性肿瘤均可经血行转移至肺内。血行转移途径多由于局部癌细胞侵入静脉系统，通过右心癌栓分布至肺血管及毛细血管，发展为两肺转移性癌灶。绒癌、乳腺癌、肝癌、胃癌、骨肉瘤、甲状腺癌、肾癌、前列腺癌、精原细胞瘤及肾胚胎瘤均可发生肺转移。

肺转移癌的临床症状：可无任何临床症状。两肺多发转移瘤可有咳嗽、咯血、胸痛及呼吸困难，随着肺内转移瘤数量增多、长大，呼吸困难可进行性加重。

肺转移癌可是原发瘤的初发症状。有些患者肺转移癌得到病理证实，而找不到原发灶部位。

（二）X 线表现

本病的 X 线表现如下所述：

（1）两肺野多发散在结节或球形肿块影，病灶密度中等，边缘清楚。因受血流分布影响，中、下肺野较多。4% 左右的球形灶内可出现空洞。

（2）由于转移发生的时间有先后，故转移性球形灶的大小不等。

（3）短期内随访，球形肿块影的数目不断增多，体积亦渐增大。

（4）有时可伴发胸膜腔或心包腔血性积液。

（5）有些肺转移癌可以单发而较大，可误为原发的肺癌，多见于胃癌或肾癌的转移。

（6）有些肺转移癌可呈粟粒样结节，似粟粒型肺结核，多见于甲状腺癌的转移。

（7）成骨肉瘤的肺内转移灶可发生骨化，球形灶的密度增高如骨质。

（8）子宫绒毛膜癌的肺转移灶，可呈多发圆球形肿块影或为粟粒样结节影，经抗癌治疗后，常能完全吸收而治愈。

（三）鉴别诊断

肺转移癌需与肺结核、金黄色葡萄球菌肺炎及其他病源引起的肺炎、真菌病、胶原病、尘肺、恶性组织细胞病（恶性组织细胞增生症）、结节病、淀粉沉着症等相鉴别。其中以肺结核需与转移癌鉴别的机会较多，特别是发生于两肺中下肺野的血行播散型肺结核。

（1）急性粟粒型肺结核：有高热、咳嗽、呼吸困难、头痛、昏睡及脑膜刺激等症状。有的患者临床症状轻微，可仅表现低热、食欲减退及全身不适。血沉增快。在胸片上表现为两肺野从肺尖到肺底均匀分布的粟粒样大小结节阴影，其特点是"三均匀"：病灶大小均匀、密度均匀和分布均匀。病灶边缘较清楚。

（2）亚急性及慢性血行播散型肺结核：在临床上起病不明显，可有低热、咳嗽、咯血、盗汗、乏力及消瘦等临床症状。在胸片上表现出的特点是"三不均匀"：大小不等阴影，密度较高与密度较低病灶可同时存在，有的病灶还可纤维化或钙化。病灶主要分布在两肺上、中肺野，但分布不均匀。

有时仅根据 X 线影像鉴别比较困难，应重视临床材料。对于一时鉴别确实有困难的病例可先行抗结核治疗。进行短期观察，或进行经皮穿刺活检确诊。

（四）临床评价

血行转移性肺癌较常见，X 线检查是发现肺部转移癌较简单而有效的方法。在一般情况下 X 线片能够明确诊断。胸部 CT 检查发现肺转移癌较常规 X 线胸片敏感（图 2.23，可发现胸片未能显示的肺内转移癌）。由于转移性肿瘤常无明显特异性，因此，对原发灶不明的患者，应积极寻找原发病灶。

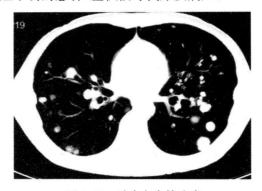

图 2.23　肺内多发转移癌

CT 肺窗示两肺多发、界清、大小不等的结节影。

六、金黄色葡萄球菌肺炎

（一）临床特点

金黄色葡萄球菌肺炎是金黄色葡萄球菌引起的化脓性炎症。肺部病灶出现之前，患者常先有皮肤疮疖或化脓性骨髓炎的临床表现，后因脓性栓子侵入血流，经血行播散而侵入肺组织致病。发病年龄以青壮年居多。临床有寒战、高热、咳嗽、胸痛、气促、发绀、脓性痰带血，病势严重。两肺均有散在的湿啰音。白细胞计数显著增高，中性粒细胞比例明显增高。血培养呈阳性。

（二）X 线表现

本病的 X 线表现如下所述：

（1）两肺野中、外带有散在多发的圆球状病灶（直径 1～3 cm），或不规则的大小片状影，密度较高，边缘模糊，有时圆球的边缘亦可光滑平整（图 2.24）。

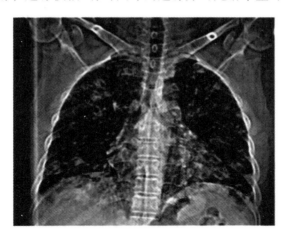

图 2.24　金黄色葡萄球菌肺炎

患者因大腿软组织蜂窝织炎就诊，定位胸片示两肺
弥漫分布、斑片状及结节状、边界模糊影。

（2）在球状或片状影内，可出现透亮区及小液面，成为多发性肺脓肿。脓腔壁较薄，周围浸润影较少。

（3）同时由于活瓣性细支气管阻塞，可出现薄壁圆形肺气囊（肺气肿），肺气囊壁菲薄。

（4）肺气囊直径 1～4 cm 不等，肺气囊的大小形态在短期内变化很快，且易于消失。

（5）常合并气胸或脓气胸，甚至可合并化脓性心包炎。

（6）本病经积极抗菌药物治疗后，肺内炎症影、小脓肿影及肺气囊影均可迅速吸收、消散，可遗留少许纤维索条影。

（三）鉴别诊断

根据临床症状、体征，结合 X 线病变易形成肺脓肿和肺气囊、常合并脓胸、动态变化快等特点较易与其他炎性病变鉴别。确诊有赖于细菌学检查。

（四）临床评价

该病起病急、病情危重、病死率高，需尽早介入医学干预。由于细菌学检查（如血细菌培养）需较长时间才得到结果，当临床上怀疑金黄色葡萄球菌败血症时，如果 X 线检查发现典型的血源性金黄色葡萄球菌肺炎的 X 线表现，可为确诊提供有力的证据。X 线检查对于及时处理患者很有价值。CT 检查可提供更多信息（图 2.25）。在细菌学检验结果未得到前，必须有针对性地选用抗生素先进行试验性治疗，以免贻误病情。

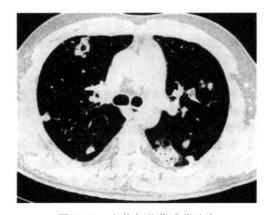

图 2.25　金黄色葡萄球菌肺炎

图 2.25 与图 2.24 所示是同一患者，对应的 CT 肺窗示两肺弥漫分布、斑片状及结节状、边界模糊影，部分结节内见透亮区。

七、肺吸虫病

（一）临床特点

本症为地方性流行病，如在我国浙江（绍兴）、台湾，以及朝鲜等，患者因食用含有肺吸虫囊蚴的、生的或未煮熟的蟹类而感染疾病。常见症状为咳嗽、胸痛、咳铁锈色痰、反复咯血。在痰中可查到嗜酸粒细胞和夏柯-雷登结晶，有时痰中还可找到肺吸虫卵。

（二）X线表现

本病的X线表现如下所述：

（1）出血破坏期：两侧中、下肺野有散在的椭圆形或圆形浸润影（直径2 cm左右），边缘模糊（图2.26）。

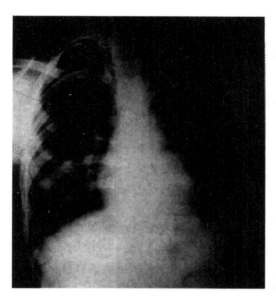

图2.26　肺吸虫病
两中下肺见数个小圆形高密度影，边界欠清。

（2）囊肿期：肺部浸润阴影内可见单房或多房性透明区，其周围可见条索状阴影伸向肺野。

（3）囊肿后期：肉芽组织和结缔组织增生包裹，形成边界清楚的圆形或椭圆形结节阴影。可单发，亦可聚集成团块状。

（4）愈合期：病灶缩小，密度增高，可见环状、点状或片状钙化。亦可呈条索状阴影。

（三）鉴别诊断

肺吸虫病无论哪一期的X线表现均无特异性，与肺结核的多形态X线表现鉴别较困难。

（四）临床评价

有食用未熟螃蟹、蛤蜊与蜊蛄史，如果肺吸虫皮内试验与补体结合试验阳性，痰内查到肺吸虫卵即可确诊。

第三节　肺内阴影

一、支气管肺炎

(一)临床特点

又称为小叶肺炎。常见致病菌是肺炎链球菌、溶血性链球菌、葡萄球菌。支气管肺炎多见于婴幼儿、老年人及极度衰弱的患者。在临床上以发热为主要症状,可有咳嗽、呼吸困难、发绀及胸痛。病理上为小叶范围的实变,肺泡和细支气管内充满黏液脓性渗出物,含白细胞、吞噬细胞和纤维素。

(二)X线表现

本病的X线表现如下所述:

(1)支气管炎和支气管周围炎引起肺纹理增强,边缘模糊。

(2)斑片状阴影病灶多位于两肺下野内带,肺叶后部病变较前部多,沿支气管分支分布(图2.27)。

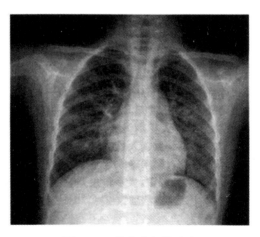

图 2.27　儿童支气管肺炎

(3)两肺纹理增多,中、下肺野见沿支气管分布的斑片状致密影。

(4)如遇黏液阻塞细支气管,则可并发为小三角形肺不张阴影,周围间杂以局限肺气肿影或肺大泡影。

（5）有时小片状阴影可在 2～3 天内演变为融合大片状密度不均匀阴影，呈假大叶性分布。经抗炎治疗病灶可在 1～2 周内吸收。

（三）鉴别诊断

各种病原菌均可引起支气管肺炎，仅根据影像表现，鉴别支气管肺炎的病原性质比较困难。

（四）临床评价

支气管肺炎患者常有发热症状，实验室检查白细胞计数升高明显，血沉正常。本病经抗感染治疗后做追踪复查，胸部病灶吸收往往较快，病程较短。治疗过程中及时复查 X 线胸片，以了解肺内病况变化，可与其相关疾病相鉴别。

二、浸润型肺结核

（一）临床特点

浸润型肺结核是继发性肺结核，多为已静止的肺内原发灶重新活动，偶为外源性再感染。临床症状有低热、乏力、盗汗，重者可有高热、咳嗽、咯血、胸痛及消瘦。血沉加快，痰液可检出抗酸杆菌。

（二）X 线表现

本病的 X 线表现如下所述：

（1）渗出性斑片状或云絮状边缘模糊的致密影，好发于两肺上叶尖、后段及下叶背段，由于以上部位氧分压较高所致。有时还可见引流支气管，也可出现空洞（图 2.28）。

（2）干酪性肺炎，表现为肺段或肺叶实变，其中可见不规则透明区为急性空洞形成表现。

（3）可伴有同侧、对侧或两侧肺支气管性广泛播散，造成两肺广泛播散性渗出与干酪性病灶。

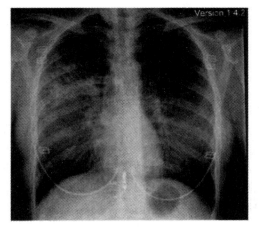

图 2.28　右肺浸润型肺结核
右上肺见云絮状模糊的致密影，其内似见小空洞。

（4）经过抗结核治疗，渗出病灶能完全吸收或转变成纤维增殖病灶。

（三）鉴别诊断

浸润型肺结核类似支气管肺炎表现，应予以鉴别。

支气管肺炎好发于两肺下叶，浸润型肺结核好发于两肺上叶尖、后段及下叶背段，但往往合并空洞存在。对于肺部斑片状阴影诊断困难的，可予以非抗结核的抗菌药物治疗，如无明显好转，应考虑到浸润型肺结核的可能。确诊需在痰中找到抗酸杆菌并且痰培养阳性。

（四）临床评价

X线对于浸润型肺结核无确诊价值。但可对确诊肺结核的抗结核治疗进行评价，监测病情的转归。病变好转愈合时，渗出性病灶可完全吸收，也可因纤维组织增生使病灶收缩形成瘢痕。

三、肺水肿

（一）临床特点

病理表现为肺静脉压力增高，肺毛细血管通透性增高，引起肺间质至肺泡实质内充满液体。肺间质水肿，胸片上则表现为肺间质纹理模糊、粗糙，同时血流动力学逆转，血液分布改变而使上肺野纹理多于下肺野。心脏影可增大，可以发展成肺泡性水肿。

临床症状有极度气急、端坐呼吸，气管内有痰声、粉红血性泡沫痰、发绀，两肺听诊闻满布湿啰音。

（二）X线表现

本病的X线表现如下所述：

（1）两肺散在分布腺泡结节状及小片状阴影，边缘模糊，常分布于两肺内中带。

（2）当融合时呈典型的蝶翼状阴影。水肿影亦有含气支气管影存在（图2.29）。

（3）部分患者表现为单侧性肺水肿，系单侧肺毛细血管通透性改变、血流量增加所致。这一类小片状水肿可以与肺炎表现类似，但单侧性水肿往往伴水肿间隔线（Kerley B线）而且经过适当治疗，很快可以吸收，这两点可以同肺炎相鉴别（图2.30）。

（三）鉴别诊断

急性肺水肿的主要 X 线表现是肺泡实变阴影，与肺炎的影像相似。肺水肿与肺炎的鉴别应注意以下几点：

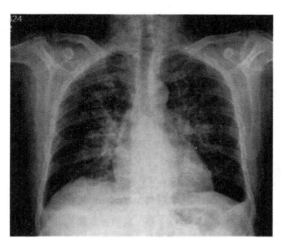

图 2.29　感染性心内膜炎

　心力衰竭。双肺野透亮度减低，肺纹理增多、模糊。两侧肺门旁见蝶翼状阴影，左侧少量胸腔积液。

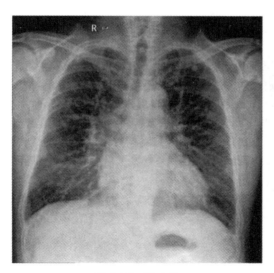

图 2.30　肺水肿

　双侧肺门影增大。两肺野透亮度减低，肺纹理增多，模糊，两下肺见 Kerley B 线。

（1）肺水肿的阴影密度较均匀，有时如毛玻璃状。

（2）肺水肿有间质异常阴影，如肺纹理模糊，增粗，有间隔线阴影。

（3）肺水肿阴影动态变化快，几天或数小时内有显著增多或减少，而肺炎阴影发生明显变化一般在2周左右。

（4）肺水肿不具备肺炎的临床表现，缺乏急性炎症的发热和白细胞增多等特点。

（5）肺水肿的病因和临床表现对鉴别诊断也有重要的参考价值。

（四）临床评价

X线检查是诊断肺水肿的重要方法，可用于肺水肿的早期诊断和了解病变的动态变化。X线与临床表现相结合有助于肺水肿的病因判断及与其他疾病相鉴别。

四、支原体肺炎

（一）临床特点

本病由肺炎支原体经呼吸道感染所致，多发于冬春、夏秋之交。本病的主要病理表现为肺段范围的肺间质炎症浸润，在细支气管及血管周围，有炎性淋巴细胞浸润，肺泡壁增厚，同时肺泡腔内亦有胶状渗出液填充，内含淋巴细胞、大单核细胞及红细胞。患者多系青壮年，症状多轻微，可有咳嗽、微热、头痛、胸闷或疲劳感，重症可有高热，体温可达39~40 ℃。血冷凝集试验在发病后2~3周比值较高。

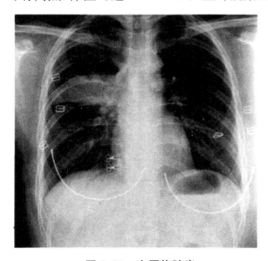

图2.31　支原体肺炎

右肺上叶见片状致密影，边界欠清，右肺门影模糊不清。右肺上叶部分不张。

（二）X线表现

本病的X线表现如下所述：

（1）病变早期可仅表现肺纹理增多，边缘模糊，呈网格状改变，提示间质性炎症。

（2）中、下肺野见密度较低斑片状或肺段阴影，为肺间质性炎症或肺泡炎表现。病灶阴影多在1~2周完全吸收（图2.31）。

（三）鉴别诊断

（1）支原体肺炎的X线表现需与细菌性肺炎、病毒性肺炎及过敏性肺炎鉴别。冷凝试验对于支原体肺炎的诊断有价值。

（2）支原体肺炎在影像上与浸润型肺结核相似。支原体肺炎一般1～2周可以明显吸收，而浸润型肺结核经抗结核治疗，其影像有明显变小需要1个月以上。

（四）临床评价

支原体肺炎是肺炎支原体引起的急性呼吸道感染伴肺炎，以前称为"原发性非典型肺炎"的病原体中，肺炎支原体最为常见。可引起流行，约占各种肺炎的10%，严重的支原体肺炎也可导致死亡。其发病机制主要由于支原体穿过宿主呼吸道黏膜表面的黏液纤毛层，黏附于黏膜上皮细胞，此黏附作用与肺炎支原体表面的 P1 蛋白的末端结构有关。当此黏附因子附着于呼吸道黏膜上皮细胞时，释放的有毒代谢产物可导致纤毛运动减弱，细胞损伤。感染肺炎支原体后，可引起体液免疫和细胞免疫反应。

X 线多表现为单侧病变，大多数在下叶，有时仅为肺门阴影增重，多数呈不整齐云雾状肺浸润，从肺门向外延至肺野，尤以两肺下叶为常见，少数为大叶性实变影。可见肺不张。往往一处消散而他处有新的浸润发生。有时呈双侧弥漫网状或结节样浸润阴影或间质性肺炎表现，而不伴有肺段或肺叶实变。体征轻微而胸片阴影显著是本病的特征之一。

五、支气管肺癌

（一）临床特点

支气管肺癌是肺部最常见的恶性肿瘤。系原发于支气管黏膜和肺泡的恶性肿瘤，病因至今尚不完全清楚，一般认为与大气污染、吸入某些工业废气和工矿粉尘、放射性物质、长期吸烟等因素有密切关系。

（二）X 线表现

本病的 X 线表现如下所述：

（1）肺段型肺癌系发生于肺段支气管内的癌肿，好发于上叶的前段、后段，下叶背段或中叶、舌叶的肺段。由于肺段支气管癌的阻塞，常引起肺段的阻塞性肺炎和肺不张，形成楔状致密影，易误诊为肺炎。但细致地观察，可见节段性炎症和不张阴影的根部常有密度较高的肿块影。

（2）肺叶支气管肺癌（中央型）的后期常形成一侧肺门肿块影，以及所属肺叶的不张、阻塞性炎症的大叶性致密影，右上叶支气管肺癌引起整个右上叶不张，其下缘（水平裂）的大部分向上凹陷，在靠近肺门处的下缘则向下隆凸（肺门肿块），构成典型的横 S 形弯曲（图 2.32）。中叶支气管肺癌的肺不张呈三角形阴影，其上、下缘常呈弧形隆凸改变。

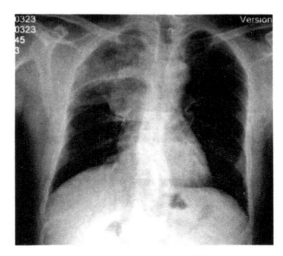

图 2.32　右肺中央型肺癌
右侧肺门见不规则肿块影,右上叶不张呈大片致密影。水
平裂向上凹陷,肿块向下隆凸,形成横 S 征。

（三）鉴别诊断

周围型支气管肺癌易与肺结核球混淆。肺结核球多见于年轻患者,病变常位于上叶尖后段或下叶背段,一般增长不明显,病程较长,在 X 线片上块影密度不均匀,可见到稀疏透光区,常有钙化点,边缘光滑,分界清楚,肺内常另有散在性结核病灶。粟粒型肺结核的 X 线征象与弥漫型细支气管肺泡癌相似。

粟粒型肺结核常见于青年,发热、盗汗等全身毒性症状明显,抗结核药物治疗可改善症状,病灶逐渐吸收。肺门淋巴结结核在 X 线片上的肺门块影可能会误诊为中央型肺癌。肺门淋巴结结核多见于青幼年,常有结核感染症状,很少有咯血,结核菌素试验常为阳性,抗结核药物治疗效果好。值得提出的是,少数患者支气管肺癌可以与肺结核合并存在,由于临床上无特殊表现,X 线征象又易被忽视,临床医师常易满足于肺结核的诊断而忽略同时存在的癌肿病变,以致往往延误肺癌的早期诊断。因此,对于中年以上的肺结核患者,在肺结核病灶部位或其他肺野内呈现块状阴影,经抗结核药物治疗肺部病灶未见好转,块状阴影反而增大或伴有肺段或肺叶不张,一侧肺门阴影增宽等情况时,都应引起结核与肺癌并存的高度怀疑,必须进一步做痰细胞学检查和支气管镜检查等。

早期肺癌产生的阻塞性肺炎易被误诊为支气管肺炎。支气管肺炎一般起病较急,发热、寒战等感染症状比较明显,经抗菌药物治疗后症状迅速消失,肺部病变也较快吸收。如炎症吸收缓慢或反复出现,应进一步深入检查。还需与肺脓肿相鉴别,肺癌中央部分坏死液化形成癌性空洞时,X 线征象易与肺脓肿混淆。肺脓肿病例常有吸入性肺炎病史。急性期有明显的感染症状,痰量多,呈脓性,有臭味。X线片上空洞壁较薄,内壁光滑,有液平面,脓肿周围的肺组织或胸膜常有炎性病变。支气管造影时造影剂多可进入空洞,并常伴有支气管扩张。

支气管肺癌有时需与肺部良性肿瘤相鉴别。肺部良性肿瘤一般不呈现临床症状,生长缓慢,病程长。在 X 线片上显示接近圆形的块影,可有钙化点,轮廓整齐,边界清楚,多无分叶状。

肺部孤立性转移癌很难与原发性周围型肺癌相区别。鉴别诊断主要依靠详细病史和原发癌肿的症状和体征。肺转移性癌一般较少呈现呼吸道症状和痰血,痰细胞学检查不易找到癌细胞。

中央型肺癌有时可能与纵隔肿瘤混淆。诊断性人工气胸有助于明确肿瘤所在的部位。纵隔肿瘤较少出现咯血,痰细胞学检查未能找到癌细胞。支气管镜检查和支气管造影有助于鉴别诊断。纵隔淋巴瘤较多见于年轻患者,常为双侧性病变,可有发热等全身症状。

（四）临床评价

CT 检查可提供更多信息,可以发现肿块及支气管管壁的情况（图 2.33）。核素扫描、血清肺癌标志物测定（癌胚抗原、神经元特异性烯醇化酶）等检查有助于肿瘤组织类型的鉴别。另外,可做胸腔积液瘤细胞检查,淋巴结穿刺涂片或活检,以及纵隔镜检查等。确诊需穿刺活检或手术后病理检查。

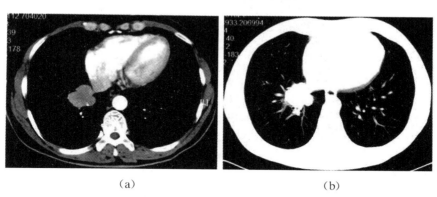

(a)　　　　　　　　　　　　　(b)

图 2.33　周围型支气管肺癌

CT 增强纵隔窗示右下肺内基底段分叶状软组织肿块影,病灶中度均匀性强化[图 2.33(a)];同一患者对应 CT 纵隔窗示右下肺内基底段分叶状软组织团块影,边界尚清[图 2.33(b)]。

六、肺不张(肺叶、肺段)

(一)临床特点

形成肺叶、肺段的不张是由于支气管的完全阻塞所致(图 2.34)。支气管阻塞的原因,大致可由支气管腔内病变(如支气管肿瘤、支气管内膜结核所致肉芽组织或瘢痕,支气管异物、支气管结石、支气管腔内黏稠分泌物或凝血块等)引起,或支气管腔外病变(如肺门淋巴结肿大、主动脉瘤、左心房扩大、心包积液等)的压迫引起。

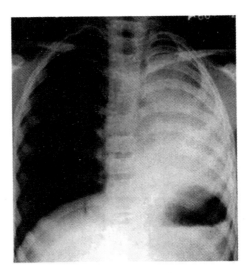

图 2.34　左肺不张
胸片示左肺野密度增高,体积缩小,纵隔
左移,左膈抬高,右肺代偿性气肿。

(二)X 线表现

支气管完全阻塞后 18~24 h,所属肺叶、肺段的肺泡腔气体,很快被吸收而引起肺组织的萎陷、容积缩小,形成密度增高的致密影,其范围相当于一个肺叶或肺段。由于肺不张的肺叶、肺段体积缩小,可使肋间隙变窄,心脏纵隔向病侧移位,吸气时移位更为明显,叶间裂亦移位(图 2.35)。上叶不张,肺门上移;下叶不张,肺门下移;而中叶、舌叶不张并不影响肺门的位置,患侧的横膈可上升。在不张肺叶的邻近肺叶常产生代偿性肺气肿,局部肺纹理散开、稀疏。急性肺不张在阻塞原因消除后,患肺即可充气张开而恢复正常;慢性肺不张为时过久,可导致不可恢复性的肺纤维变,并发支气管扩张病变。

（1）右上叶不张：在右上肺野呈大片均匀性浓密阴影，其下缘（水平裂叶间线）向上移位呈凹弧线状，气管偏向病侧，肺门上移，右上肋间隙变窄。长期不张而显著缩小的右上叶，可形成三角形阴影，紧贴右上纵隔旁，其尖端指向肺门。右上叶不张时，右中、下肺呈代偿性气肿，血管纹理影分散稀疏。右上叶不张的常见原因为结核或肺癌。肺段不张形成的致密影范围较小，由于容积小，故并不影响气管肺门纵隔或横膈的位置。右上叶尖端不张，在右上纵隔旁形成三角状阴影，气管无移位。右上叶前段不张形成长方块影，其下缘向上凹陷。右上叶后段不张的阴影与前段不张相似，但位置偏向外侧，侧位片可明确前后段的位置所在。

（2）右中叶不张：在后前位胸片只见右心缘旁肺野有一片模糊增密影，右心缘模糊不清，不张中叶的上、下缘均无明显界线（图 2.35）。采用前弓位摄片，使不张中叶的长轴与 X 线平行，乃在右中、下肺可见一狭长的三角状致密影，尖端指向胸外围，上、下边缘锐利。侧位片更为清楚，狭长的三角状影与心影重叠，其尖端指向肺门。右中叶不张时，心脏纵隔均无移位。所谓"中叶综合征"，系指右中叶慢性炎症合并不张与支气管扩张，形成机制是由于中叶支气管狭长而细，其周围有多个淋巴结包绕，炎症性或结核性淋巴结肿大，易压迫中叶支气管，引起阻塞性炎症、继发支气管扩张与不张。临床上患者有反复发热、咳嗽、咳脓痰、咯血等病史。

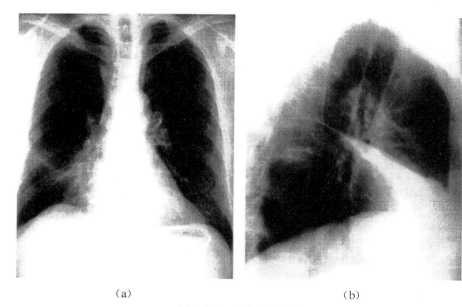

（a）　　　　　　　　　　　　　　　　　　（b）

图 2.35　右肺中叶不张

胸片示右下肺内带右心缘旁模糊密度影，似三角状，右心缘不清［图 2.35（a）］；
侧位胸片示右肺中叶区三角状密度增高影，右肺中叶体积缩小［图 2.35（b）］。

（3）右下叶不张：呈三角形阴影，位于心脏右缘旁，右肺门下移，右膈升高，心影向右侧偏移，透视下吸气期观察尤为明显；在侧位片上，可见不张下叶的楔状致密影位于胸部后下方,其前缘为后移的斜裂线,清晰可见。

右下叶背段不张。正位片上显示为肺门旁楔状影,与肺门影重叠,侧位片背段不张影与脊柱影重叠。下叶前底段及外底段不张呈宽带状致密影,正位片上在下肺野中带,侧位片上在下肺野的中部。下叶后底段不张,正位显示为右心膈角区致密影,侧位片上在下肺野后方,部分与胸椎影重叠。

(4)左上叶不张:在正位片上显示为左上、中肺野内侧有大片致密影,其下缘为一模糊斜行线,自左肺门伸向左肺外上方;在侧位片上显示左上叶缩小的致密影偏于前上方,其后缘为斜裂线,明显地前移,呈弧形凹陷(图2.36)。左上叶不张多由支气管肺癌引起。上叶尖后段不张可见左上肺内带有楔状致密影,将主动脉球影湮没。侧位片阴影位于上肺顶部,斜裂上缘前移。左舌叶段不张,在正位片上显示为左心缘旁淡薄阴影,在侧位片上可见一界线清楚的舌状影,位于胸部前下方,与心影重叠。

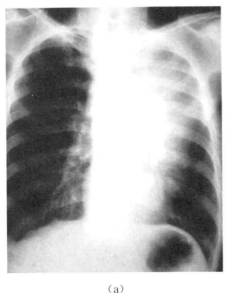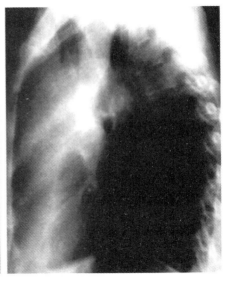

(a)   (b)

图 2.36　左肺上叶不张

正位胸片示左上、中肺野内侧有大片致密影,其下缘为一模糊斜行线,自左肺门伸向左肺外上方,心脏纵隔左移,左膈抬高,右肺及左肺下叶代偿气肿[图2.36(a)];侧位胸片示左上叶缩小的致密影偏于前上方,其后缘为斜裂线,明显地前移,呈弧形凹陷,下肺代偿气肿[图2.36(b)]。

(5)左下叶不张的三角状阴影:在正位片上常被心影遮盖,故不易显示,而只见心影左移;须用斜位摄片或用高电压滤线器摄片才能显示(图2.37)。在侧位片上可见不张的下叶位于胸部后下方,部分与脊柱影重叠,斜裂线明显后移。

（三）鉴别诊断

肺不张需要与相应肺叶的实变相鉴别,前者有肺叶体积的缩小,并且近端支气管有引起肺不张的病变原因;而后者一般没有肺叶体积的缩小,一般无近端支气管病变,病变区支气管是通畅的。

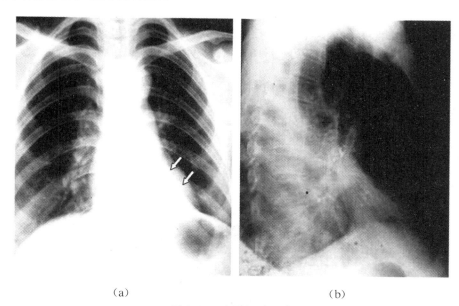

(a)　　　　　　　　　　　　　　　(b)

图 2.37　左肺下叶不张

正位胸片示被心影遮盖的三角状阴影,不易显示,心影略左移[图 2.37(a)];侧位胸片示不张的下叶位于胸部后下方,部分与脊柱影重叠,斜裂线明显后移[图 2.37(b)]。

（四）临床评价

引起肺不张的原因是近端支气管由于本身或邻近病变累及而致的支气管变窄所导致的气道不通畅。常规 X 线胸片常常仅能显示引起支气管变窄的结果,即相应肺段、肺叶的不张,而真正引起支气管变窄的病变常不能显示,进一步支气管镜检查及 CT 检查是非常必要的,常能检出真正的病因。因此,当常规 X 线胸片发现有肺段、肺叶不张时,建议进一步检查,找出引起肺不张的原因。

七、大量胸腔积液

(一) 临床特点

正常人的胸腔内有 3～15 mL 液体,在呼吸运动时起润滑作用。由于全身或局部病变破坏了滤过与吸收动态平衡,致使胸膜腔内液体形成过快或吸收过缓,临床产生胸腔积液。

(二) X 线表现

本病的 X 线表现如下所述:

(1) 大量胸腔积液,使一侧整肺野呈广泛、高密度致密影,有时仅有肺尖透明。游离积液上缘由于胸腔负压和液体表面张力的作用而呈外高内低的弧形。

(2) 患侧胸廓容积扩大,肋间隙明显增宽,横膈低位,气管及心脏、纵隔均向对侧移位(图 2.38)。

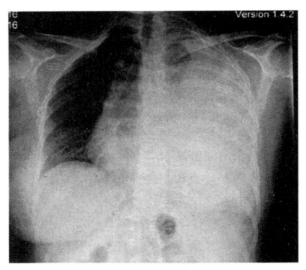

图 2.38　左侧大量胸腔积液

左肺野见大片致密影,其上缘呈外高内低的弧形。气管、心脏及纵隔均向右侧移位。

(三) 鉴别诊断

引起胸腔积液的原因很多,当胸部影像检查发现胸腔积液时,应结合临床病史、实验室检查等结果,分析出导致胸腔积液的原因。

（四）临床评价

结核性胸膜炎产生渗出液；心肾疾病、充血性心力衰竭或血浆蛋白过低，可产生漏出液；恶性肿瘤引起的胸腔积液为血性或渗出性；外伤性胸腔积液为血液；胸腔内乳糜性积液为恶性肿瘤侵及胸导管及左锁骨下静脉所致。仅根据胸片表现不能鉴别胸腔积液的性质。

第三章 循环系统疾病的 CT 诊断

第一节 心脏及大血管损伤

一、心脏外伤

心脏外伤可分为钝挫伤和穿透性损伤两类。在钝挫伤中较常见的为心包损伤引起的出血或心包积液,多合并肋骨骨折、血气胸或肺挫伤。

（一）概述

（1）胸骨与胸椎压迫心脏使之破裂。

（2）直接或间接的胸膜腔内压突然增加而致心脏破裂。

（3）心脏挫伤、心肌软化坏死致心脏迟发性破裂;也有人认为心脏迟发性破裂是心内膜撕裂的结果。

（4）心肌梗死:冠状动脉损伤所致。

（5）枪击伤或刺伤直接损伤心脏。

（二）CT 表现

严重挫伤所致的心脏破裂,平扫可见高密度心包积血及胸腔积血。穿透性损伤中,被锐器刺伤的心脏可自行封闭导致心包填塞而无大量出血;如仅刺伤心包,可引起心包积气和(或)出血,而 CT 表现为心包积气或液气心包。

二、胸主动脉及大血管损伤

(一)概述

其病因多见于交通事故中遭遇突然减速、胸部受方向盘的撞击或被抛出车外的人,以及高空坠落者。损伤机理包括血管的剪切力和断骨片的直接作用。主动脉峡部是剪切伤所致撕裂的最好发部位,约占 85%。当发生第一肋骨、锁骨骨折时,可损伤锁骨下动脉、无名动脉及颈总动脉。

(二)CT 表现

平扫可见等密度或稍高密度的圆形、椭圆形影,但难以区分是假性动脉瘤还是纵隔血肿。增强扫描可表现为以下一个或多个征象:① 假性动脉瘤:位于主动脉弓旁,破口小者瘤体强化明显迟于主动脉并排空延迟即"晚进晚出征";破口大者这种时间差不显著。② 主动脉夹层分离。③ 血管边缘不规则,壁厚薄不均。④ 主动脉周围血肿:常见,无强化,紧贴主动脉者高度提示主动脉撕裂;远离者多为小血管破裂。⑤ 其他:如气管、食管推挤移位,胸骨、胸椎及第 1~3 肋骨骨折等,均提示有胸主动脉及大的分支损伤可能。

目前,各种影像难以鉴别主动脉内膜轻微损伤与主动脉粥样硬化。

第二节　冠　心　病

冠状动脉粥样硬化性心脏病(coronary atherosclerotic heart disease,CAD)简称冠心病(coronary heart disease),是指冠状动脉粥样硬化所致管腔狭窄导致心肌缺血而引起的心脏病变。动脉粥样硬化的发生与年龄、性别有关,实质上发生于青少年时期,临床表现常在中年以后出现,随着年龄的增长而增多,男性多于女性,冠心病包括心绞痛、心律失常、心肌梗死、心力衰竭、心室颤动和心脏骤停(猝死)。动脉粥样硬化的病理变化主要累及体循环系统的大型肌弹力型动脉(如主动脉)和中型肌弹力型动脉(以冠状动脉和脑动脉罹患最多)内膜,以动脉内膜斑块形成、动脉壁增厚、胶原纤维增多、管壁弹性降低和钙化为特征。由于动脉内膜积聚的脂质外观呈黄色粥样,故称之为动脉粥样硬化。

冠心病是一种严重威胁人类健康和生命的常见病,在欧美等发达国家,其死亡率已超过所有癌症死亡率的总和,成为第一位致死病因。在我国其发病率日益增加,早期诊断和治疗具有十分重要的意义。冠脉造影一直被认为是诊断冠状动疾病的"金标准",但由于这项技术是有一定危险性的有创检查,不仅检查费用较高且有可能引起并发症(1.5%)及死亡(0.15%),所以在临床应用上仍有一定的限度。多层螺旋CT尤其是64层和更多层面的螺旋CT采用多排探测器和锥形扫描线束,时间分辨率和空间分辨率明显提高,结合心电门控图像重组算法,使其成为无创性冠脉病变的新的影像学检查方法,在显示冠脉狭窄,鉴别斑块性质、冠脉扩张与动脉瘤、冠脉夹层、冠脉变异和畸形,了解冠脉支架术和搭桥术后情况及测定冠脉钙化积分等方面的价值较高,可作为冠脉造影的筛查并可望部分取代之。

一、冠状动脉钙化

冠状动脉钙化(coronary artery calcification,CAC)是冠状动脉粥样硬化的标志,而后者是冠状动脉疾病的病理生理基础。准确识别和精确定量CAC对评估冠状动脉粥样硬化的病变程度和范围十分有效,在计算钙化积分方面,因多层螺旋CT(multi-slice CT,MSCT)较电子束CT(electronbeam CT,EBCT)层厚更薄,部分容积效应更小;其信噪比也较EBCT高,可更精确地发现更小和更低密度的钙化灶。

欧美国家将钙化积分分为五级:① 无钙化(0分);冠状动脉疾病(coronary artery disease,CAD)的危险性极低,未来数年发生冠脉事件的可能性小。② 微小钙化(1～10分):极少斑块,CAD可能性非常小。③ 轻度钙化(11～100分):轻度斑块、极轻度的冠脉狭窄,CAD危险性中等。④ 中度钙化(101～399分):中度斑块、中度非阻塞性CAD可能性极大,CAD危险性高。⑤ 广泛钙化(>400分):广泛斑块、明显的冠脉狭窄,CAD危险性极高。

冠脉钙化的相关因素如下:

(1)冠脉钙化积分与冠脉狭窄程度及狭窄支数呈正相关,钙化积分越高,则冠脉狭窄的发生率也越高(图3.1、图3.2)。

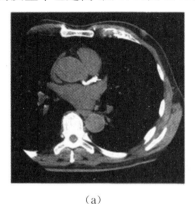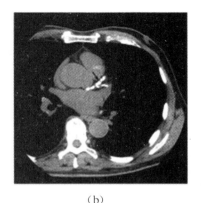

(a)　　　　　　　　　　　　(b)

图3.1　左主干、前降支和旋支钙化

左主干、前降支和旋支均见明显钙化(↑),容积算法为1033分。

（2）但有时部分患者虽钙化积分很高，由于代偿性的血管重构，可无明显的冠脉狭窄。

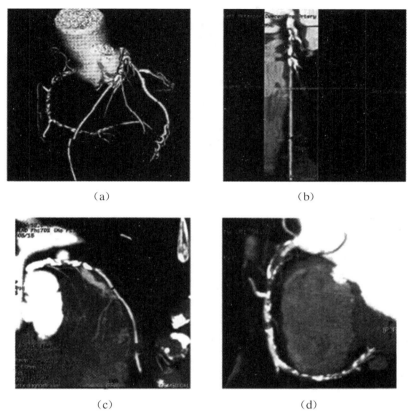

（a）　　　　　　　　　　　　　　　（b）

（c）　　　　　　　　　　　　　　　（d）

图 3.2　多支钙化

VR 像上左主干、前降支近段、旋支开口附近及右冠脉多发钙化［图 3.2（a）］；血管拉直像示左主干、前降支和旋支钙化［图 3.2（b）］；MIP 示左主干、前降支及右冠脉呈典型串珠样广泛钙化，以后者为著［图 3.2（c）、图 3.2（d）］。

（3）年轻患者可因冠脉痉挛、斑块破裂引起冠脉事件，但无冠脉钙化出现。

（4）年龄越大，则钙化评分的敏感性越高，特异性越低；年龄越低，敏感性越低，特异性越高。

（5）多根血管出现钙化的临床意义更大。

（6）在评价冠脉钙化积分曲线图时，对超过年龄和性别所对应的 75% 危险性时，更具有临床意义（图 3.3）。

（7）发生冠脉事件的患者钙化积分增长率为 35%，并明显高于未发生冠脉事件的 22%。

（8）调脂疗法后的患者钙化增长率可明显降低。

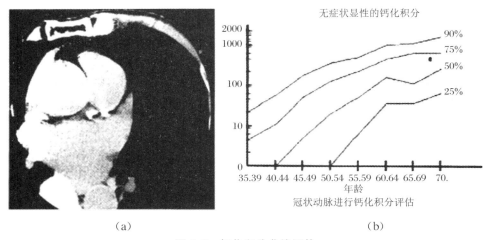

无症状显性的钙化积分

冠状动脉进行钙化积分评估

（a）　　　　　　　　　　　　　　　　（b）

图 3.3　钙化积分曲线评估

男,68 岁,前降支钙化积分＞100 分[图 3.3(a)];在 65～69 岁年龄组根据钙化积分其发生冠心病的概率超过 70%,属于高危状态[图 3.3(b)]。

二、粥样硬化斑块

除 MSCT 外,目前对斑块成分的评价有血管内视镜、血管内超声和 MRI,前两者均为有创检查,后者虽对斑块成分的评价准确性更高,但其显示冠脉分支的数目较 MSCT 少。

（1）MSCTA 最大的优势是可直接、清晰显示冠脉粥样硬化斑块,表现为引起冠脉狭窄的血管壁上的充盈缺损(图 3.4)。

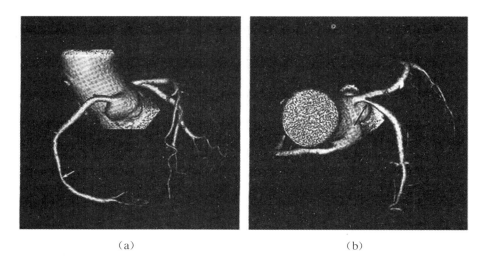

（a）　　　　　　　　　　　　　　　　（b）

图 3.4　前降支斑块

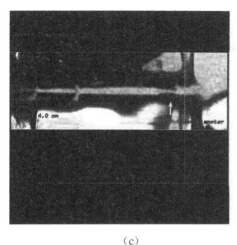
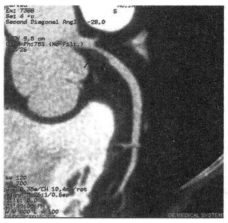

(c)　　　　　　　　　　　　　　　(d)

图 3.4　前降支斑块(续)

冠脉树提取像见右冠脉中段(↑)和前降支开口处(长↑)管腔明显狭窄[图 3.4(a)、图 3.4(b)];血管拉直和 CPR 像均见前降支斑块所致的充盈缺损(↑)[图 3.4(c)、图 3.4(d)]。

(2) 可对冠脉斑块成分做定性和定量分析,其不仅能发现小斑块,还可根据 CT 值来区分脂质、纤维和钙化斑块(CT 值,脂质斑块<50 HU;纤维斑块:70～100 HU;钙化斑块>130 HU)。

(3) 尤其对富含脂质的易破裂的脂质斑块 CT 值具有特征性。

(4) 斑块的 CT 值越低,斑块就越不稳定,越易发生冠脉事件。早期易破碎的斑块的检出对于避免急性冠脉事件的发生至关重要。

(5) 脂质和纤维斑块所测的 CT 值常高于实际密度,主要是考虑部分容积效应的影响,因为斑块体积常较小,血管腔内又充满高浓度的对比剂;另外脂质斑块还含有其他高于脂质密度的成分。

三、冠脉狭窄

冠脉狭窄是冠状动脉粥样硬化病理改变中最常见并具特征性的表现。MSCTA 不仅可清晰显示冠脉管腔的狭窄,并能准确判断管腔狭窄的形态、程度和范围。

(一) 对冠脉狭窄敏感性和特异性的评价

对于直径≥1.5 mm 的冠状动脉节段,MSCTA 检测冠脉狭窄(>50%)的敏感度为 82%～93%,特异度为 95%～97%,阳性预测值为 71%～82%,阴性预测值为 95%～98%,这些数据表明 MSCTA 显示冠脉狭窄的准确性临床意义大。

（二）对冠脉狭窄的测量及分级

目测法是目前常用的判断冠脉狭窄的方法，它是以狭窄近心端和远心端相邻的正常血管直径为 100%，狭窄处血管减少的百分数为狭窄程度。

冠脉狭窄计算公式为

$$血管狭窄程度 = \frac{狭窄近心端正常血管直径 - 狭窄直径}{狭窄远心端正常直径} \times 100\%$$

若血管直径减少 4/10 称之为 40% 的狭窄，根据冠脉直径减少的百分数可计算出其面积减少的百分数（利用圆面积计算公式 $S = \pi r^2$），狭窄直径减少 50% 相当于面积减少 75%。

冠脉狭窄依其程度分为 4 级。Ⅰ级：狭窄 <25%；Ⅱ级：狭窄为 25%～50%；Ⅲ级：狭窄为 51%～75%；Ⅳ级：狭窄 ≥76% 以上或闭塞。

（1）冠脉狭窄程度 ≥50%（面积减少 ≥75%）时，运动可诱发心肌缺血，故将此称为有临床意义的病变。

（2）虽然冠脉狭窄程度 <50% 在血流动力学上可无显著意义，但当粥样斑块发生破裂或糜烂而继发血栓形成可演变为急性冠脉综合征（包括不稳定型心绞痛、无 ST 段抬高的心肌梗死和 ST 段抬高的心肌梗死），从而导致冠脉完全或不完全闭塞，并出现一组临床综合征。

（3）当狭窄程度达 80% 以上时，在静息状态冠脉血流量就已经减少。

（三）对冠脉狭窄的形态评价

由于血流动力学的作用，冠脉粥样硬化多见于左前降支、左回旋支和右冠状动脉及其较粗大的分支血管，发生的部位常见血管开口、分叉和弯曲处，血管狭窄的形态表现各异。

（1）向心性狭窄：指粥样硬化斑块以冠脉管腔中心线为中心均匀地向内缩窄。

（2）偏心性狭窄：指斑块向血管腔中心线不均匀缩窄或从中心线一侧缩窄。本型临床多见，在某一体位对其观察可能被漏诊或低估其狭窄程度，因此要多体位观察，在判断其狭窄程度时应以多个体位上的狭窄程度平均值计算（图 3.5）。

（3）不规则性狭窄：指管腔狭窄程度 <25% 的不规则弥漫性狭窄。

（4）管壁增厚性狭窄。

（5）冠脉完全闭塞：① 闭塞部位的血管未强化，其远侧的血管强化程度主要取决于侧支循环的建立情况。因冠脉侧支循环较丰富，故闭塞部位远侧的血管常能明显强化，据此可测出血管闭塞的长度。② 当闭塞段较短（仅为数毫米）时，因其两侧管腔内含对比剂使其类似于重度狭窄的表现。③ 闭塞端形态：鼠尾样逐渐变细多为病变进展缓慢所致(图 3.6);"截断"现象常为斑块破裂急性血栓形成而引起。

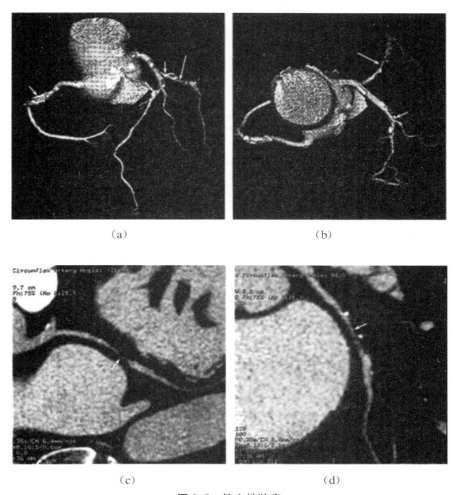

图 3.5　偏心性狭窄

　　右冠脉、前降支及旋支示有多发散在钙化(↑),旋支明显狭窄(长↑)[图 3.5(a)、图 3.5(b)];旋支呈典型偏心性狭窄(↑)[图 3.5(c)、图 3.5(d)]。

对冠脉狭窄范围的评价如下:

(1) 局限性狭窄:狭窄长度<10 mm,此型最常见。

(2) 管状狭窄:狭窄长度为 10~20 mm,发生率仅次于前者。

(3) 弥漫性狭窄:狭窄长度>20 mm,常伴有明显钙化,对血流动力学影响明显,多见于高龄和/或合并糖尿病的患者。

(4) 精确测量冠脉狭窄长度对选择介入治疗的方案至关重要。

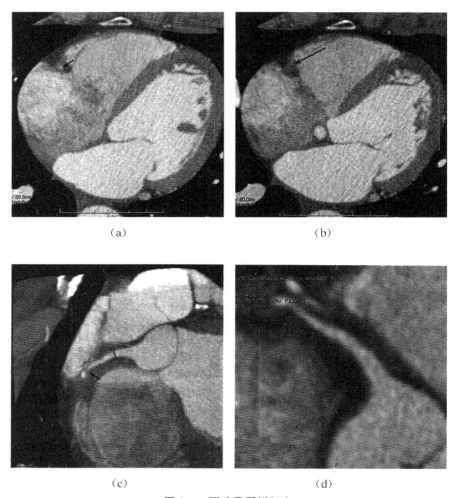

图 3.6　冠脉鼠尾样闭塞

轴位像血管显示正常（↑）和狭窄闭塞（长↑）[图 3.6(a)、图 3.6(b)]；MIP 和 CPR 示右冠状动脉中段呈典型"鼠尾"样闭塞（↑）[图 3.6(c)、图 3.6(d)]。

（四）对冠脉管壁粥样硬化的评价

（1）正常冠脉管壁在 MSCTA 上多不显示或呈窄环状。

（2）斑块形成见管壁增厚隆起致相应管腔狭窄，常伴有钙化。

（3）斑块溃疡形成呈表面凹凸状。

（4）严重粥样硬化表现为管壁多发团块状或串珠样钙化，由于血管重构常不引起管腔明显狭窄。

四、冠脉扩张和动脉瘤

（1）冠脉局限性扩张部位的直径≥7 mm 或超过邻近血管直径平均值 1.5 倍的，称为动脉瘤（图 3.7）。若为弥漫性扩张则称为冠脉扩张。

（2）动脉瘤呈囊状、梭形或不规则形，可见钙化，血栓少见。

（3）冠脉扩张可伴有或不伴有狭窄，前者呈串珠样特征性改变。

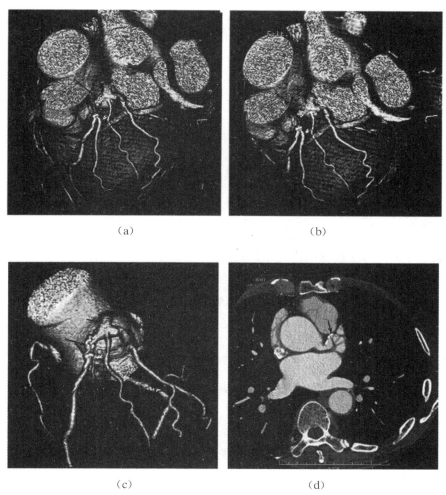

（a）　　　　　　　　　　　　（b）

（c）　　　　　　　　　　　　（d）

图 3.7　冠状动脉瘤

左主干（↑）、前降支（长↑）和旋支开口处管腔明显扩张，呈典型动脉瘤表现。

五、冠脉变异和畸形

（一）对冠脉异位起源的评价

（1）冠脉正常情况以直角起源于相应主动脉窦的中部，起源异常是指冠脉开口于其他部位，并常与根窦部呈锐角或切线位，多并发分布异常。

（2）MSCTA 多方位、多角度观察图像，可清楚显示冠脉开口和分布异常，诊断价值高，对预防因冠脉变异而造成的猝死临床意义大（图 3.8）。

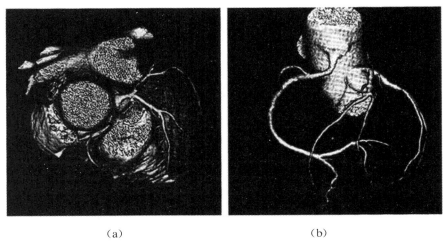

（a）　　　　　　　　　　（b）

图 3.8　冠脉异位起源

右冠状动脉自主动脉窦上方发出。

（二）冠脉瘘

冠脉瘘是指冠状动脉主干及其分支直接与右心腔、肺动脉、冠状静脉窦等异常交通。

（1）MSCTA 清楚显示冠状动脉异常迂曲延长和增粗。

（2）患处冠脉呈均匀性或局限性扩张，后者表现为梭形或囊状动脉瘤样改变，远端变细，与心腔或血管异常交通。

（3）本病需与主动脉心腔隧道相鉴别，后者起自主动脉窦上方，而冠脉的起源、分布和管径均正常。

六、冠脉内支架

在血管短轴位上正常支架表现为环形,长轴位则呈平行轨道状或弹簧圈状(图 3.9)。

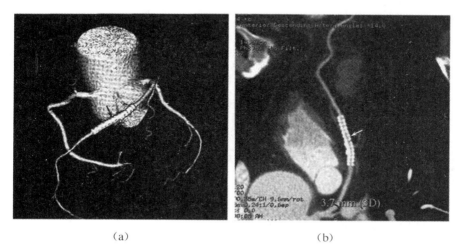

(a)　　　　　　　　　　　　　　　(b)

图 3.9　正常支架形态

冠脉树提取和 CPR 显示的正常支架及远端充盈良好的血管。

(1)支架术后约 20％发生再狭窄,部分患者在充满对比剂的高密度支架腔内,见血管内膜过度增生形成的局限性或弥漫性软组织充盈缺损。

(2)支架变形、扭转,远端血管明显变细或呈断续状显影常表明有严重的支架内再狭窄。

(3)支架腔内无对比剂充盈或支架近端管腔充盈而远端管腔未充盈则提示支架管腔完全闭塞(图 3.10)。

七、冠脉桥血管

(一)桥血管开通

当桥血管腔内的密度与同层面的升主动脉相仿表明桥血管开通。

(二)桥血管狭窄

MSCTA 能准确评价桥血管有无狭窄,评价桥血管狭窄的程度以狭窄两端相对正常的桥血管直径为基准。

（三）桥血管闭塞

桥血管未显影或近端吻合口呈残根样显影，其远端未显影。

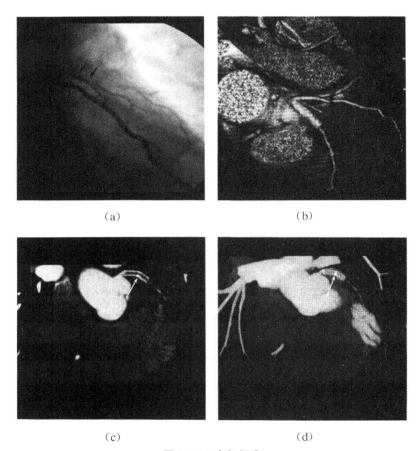

（a）　　　　　　　　　　　　（b）

（c）　　　　　　　　　　　　（d）

图 3.10　支架闭塞

DSA 显示前降支支架内完全闭塞（↑），VR、MPR 及 MIP 图像清晰显示支架腔内中，低密度填充、闭塞（长↑）。

八、心肌缺血、心肌梗死及其并发症

（一）心肌缺血

（1）首次灌注图像为局部低密度区，延迟 0.5～2 h 见低密度被填充呈等密度，心肌强化的时间-密度曲线为缓慢上升型。

（2）心肌时间-密度曲线为低小型，大致与正常心肌相似。

（3）观察心肌运动异常时，应注意室壁运动异常的范围与心肌灌注低密度区的范围是否一致。

（4）根据心肌缺血部位可推断受累的冠脉分支。

（二）心肌梗死

（1）局部心肌变薄。

（2）节段性室壁收缩期增厚率减低（正常值为 30%～60%）。

（3）室壁运动功能异常包括运动减弱、消失和矛盾运动。

（4）增强扫描早期病灶不强化呈低密度，数分钟至数小时后出现延迟性强化，呈片状较高密度区（图 3.11）。

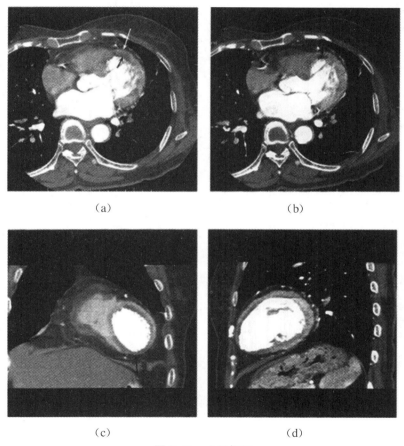

（a）　　　　　　　　　　　　（b）

（c）　　　　　　　　　　　　（d）

图 3.11　心肌梗死

心脏轴位、冠状位和矢状位在增强扫描早期见左室壁梗死灶呈低密度（↑），局部心肌显示变薄（长↑）。

（三）心肌梗死并发症

（1）（真性）室壁瘤：① 发生率为 20%，多为单发，80% 以上累及左室前侧壁和心尖部。② 心肌显著变薄，收缩期向外膨出，膨出部分无搏动或呈矛盾运动，后者更具临床价值。③ 44%～78% 并发附壁血栓，表现为充盈缺损。④ 部分室壁瘤瘤壁出现高密度钙化（图 3.12）。

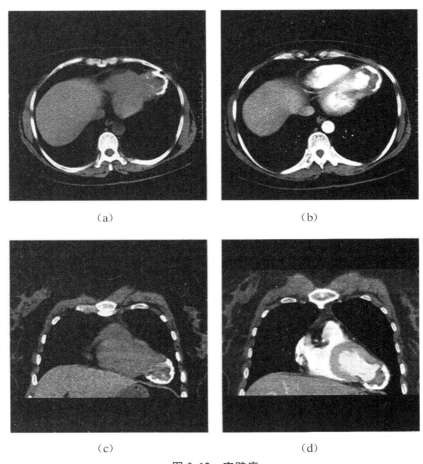

（a）　　　　　　　　　　　　　（b）

（c）　　　　　　　　　　　　　（d）

图 3.12　室壁瘤

心脏轴位、冠状位见左室心尖部局部向外膨出，室壁瘤瘤壁呈广泛高密度钙化。

（2）假性室壁瘤：瘤壁由心包构成，心肌破口邻近的心包与心肌粘连而不发生心包填塞。

（3）乳头肌梗死：导致二尖瓣关闭不全，严重者出现急性心力衰竭。

（4）心脏破裂：多在梗死后 1 周左右，血液经心室壁破口涌入心包腔，造成致死性急性心包填塞。

（5）梗死后心包、胸腔积液。

九、心功能分析

MSCTA 在测定每搏心输出量、左室容积和射血分数方面均具有很大的临床价值，准确性高，可较全面地评价冠脉粥样硬化引起心肌缺血所导致的心功能改变。

第四章 消化系统疾病的 MRI 诊断

第一节 肝 脏 疾 病

一、原发性肝癌

(一) 概述

原发性肝癌(primary hepatic carcinoma)为我国常见的恶性肿瘤之一,我国恶性肿瘤的发病率,肝癌在男性中居第三位,女性中居第四位。近年来世界肝癌发病率有上升趋势,每年死于肝癌者全球约 25 万人,我国约 10 万人,为此肝癌研究受到人们的广泛重视。

(二) 病理

国内肝癌病理协作组在 Eggel 于 1901 年提出的巨块型、结节型和弥漫型三型分类的基础上,结合国内诊治现状,提出下列分类:① 块状型:单块状、融合块状或多块状,直径≥5 cm。② 结节型:单结节、融合结节或多结节,直径＜5 cm。③ 弥漫型:指小的瘤结节弥漫分布于全肝,标本外观难与单纯的肝硬化相区别。④ 小癌型:目前国际上尚无统一诊断标准,中国肝癌病理协作组的标准是:单个癌结节最大直径≤3 cm,多个癌结节数目不超过 2 个,且最大直径总和应≤3 cm。以上分型均可有多发病灶,可能为多中心或主病灶在肝内的转移子灶,在诊断时应予注意。肝癌的细胞类型有肝细胞型、胆管细胞型与混合型,纤维板层样肝癌为肝细胞癌的一种特殊类型。肝癌转移以血行性最常见,淋巴途径其次,主要是肝门区和胰头周围淋巴结,种植性转移少见。我国的肝细胞癌病例 50%～90%合并肝硬化,而 30%～50%肝硬化并发肝癌。

（三）临床表现

亚临床期肝癌（Ⅰ期）常无症状和体征，常在定期体检时被发现。中、晚期肝癌（Ⅱ～Ⅲ期）以肝区痛、腹胀、腹块、纳差、消瘦乏力等最常见，其次可有发热、腹泻、黄疸、腹水和出血等表现。可并发肝癌结节破裂出血、消化道出血和肝昏迷等。70%～90%的肝癌 AFP 阳性。

（四）MRI 表现

磁共振检查见肝内肿瘤，于 T_1WI 表现为低信号，T_2WI 为高信号，肝癌的瘤块内可有囊变、坏死、出血、脂肪变性和纤维间隔等改变而致肝癌信号强度不均匀，表现为 T_1WI 的低信号中可混杂有不同强度的高信号，而 T_2WI 的高信号中可混杂有不同强度的低信号。

肿瘤周围于 T_2WI 上可见高信号水肿区。肿瘤还可压迫、推移邻近的血管，肝癌累及血管者约占 30%，表现为门静脉，肝静脉和下腔静脉瘤栓形成而致正常流动效应消失，瘤栓在 T_1WI 上呈较高信号，而在 T_2WI 上信号较低。静脉瘤栓、假包膜和瘤周水肿为肝癌的 MRI 特征性表现，如出现应高度怀疑为肝癌。注射 Gd-DTPA 后肝癌实质部分略有异常对比增强。小肝癌 T_1WI 信号略低但均匀，T_2WI 呈中等信号强度，注射 Gd-DTPA 后可见一强化晕。肝癌碘油栓塞化疗术后，由于脂质聚积于肿瘤内，T_1WI 和 T_2WI 均表现为高信号；但栓塞引起的肿瘤坏死、液化，则 T_1WI 为低信号、T_2WI 为高信号（图 4.1）。

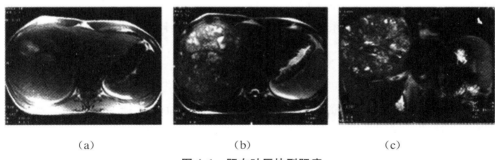

（a）　　　　　　　　　（b）　　　　　　　　　（c）

图 4.1　肝右叶巨块型肝癌

患者男性，36 岁。T_2WI 显示，肝右叶巨大肿块，信号不均匀，周围见低信号假包膜［图 4.1（a）、图 4.1（b）］；T_1WI 以低信号为主，中间有片状高信号（少量出血所致），有时肿瘤有包膜存在，表现为低于肿瘤及正常肝组织的低信号影，在 T_1WI 上显示清楚［图 4.1（c）］。

（五）诊断要点

（1）有肝炎或肝硬化病史，AFP 阳性。

（2）MRI 检查见肝内肿瘤，T_1WI 呈低信号，T_2WI 信号不规则增高，可呈高低混杂信号。

（3）可见静脉瘤栓、假包膜和瘤周水肿。

（4）Gd-DTPA 增强扫描肿瘤有轻度异常对比增强。

（5）可见肝硬化门脉高压征象。

（六）鉴别诊断

肝细胞癌需与胆管细胞癌、海绵状血管瘤、肝脓肿、肝硬化结节、肝腺瘤等相鉴别。

二、肝转移瘤

（一）概述

肝脏是转移瘤的好发部位之一，人体任何部位的恶性肿瘤均可经门静脉、肝动脉或淋巴途径转移到肝脏。消化系统脏器的恶性肿瘤主要由门静脉转移至肝脏，其中以胃癌和胰腺癌最为常见，乳腺癌和肺癌为经肝动脉途径转移中最常见的。肝转移瘤（hepatic metastases）预后较差。

（二）病理

肝转移瘤多数为转移癌，少数为转移性肉瘤。转移癌的大小、数目和形态多变，以多个结节灶较普遍，也可形成巨块。组织学特征与原发癌相似，癌灶血供的多少与原发肿瘤有一定关系，多数为少血供，少数血供丰富。病灶周围一般无假包膜，亦不发生肝内血管侵犯。转移灶可发生坏死、囊变、出血和钙化。

（三）临床表现

肝转移瘤早期无明显症状或体征，或被原发肿瘤症状所掩盖。一旦出现临床症状，病灶常已较大或较多，其表现与原发性肝癌相仿。少数原发癌症状不明显，而以肝转移瘤为首发症状，包括肝区疼痛、乏力、消瘦等，无特异性。

（四）MRI 表现

多数肝转移瘤 T_1 与 T_2 延长，故在 T_1WI 为低信号，T_2WI 为高信号，由于瘤块内常发生坏死、囊变、出血、脂肪浸润、纤维化和钙化等改变，因此信号强度不均匀。形态多不规则，边缘多不锐利，多发者大小不等。如转移瘤中心出现坏死，则在 T_1WI 上肿瘤中心出现更低信号强度区，而在 T_2WI 上坏死区的信号强度高于肿瘤组织的信号强度，称之为"靶征"或"牛眼征"，多见于转移瘤；有时肿瘤周围在

T_1WI 上出现高信号强度"晕征",可能系转瘤周围并发水肿或多血管特点所致。转移瘤不直接侵犯肝内血管,但可压迫肝内血管使之狭窄或闭塞,造成肝叶或肝段的梗死,在 T_1WI 上,梗死部位同肿瘤一样呈低信号强度,在 T_2WI 上,其信号强度增高。某些肿瘤如黑色素瘤的转移多呈出血性转移,在 T_1 和 T_2 加权像上均表现为高信号强度病灶;而胃肠道癌等血供少的肿瘤,于 T_2WI 上转移瘤的信号可比周围肝实质还低。Gd-DTPA 增强扫描在诊断上帮助不大,注射 Gd-DTPA 后,肿瘤周围的水肿组织及肿瘤内部坏死不显示增强(图 4.2)。

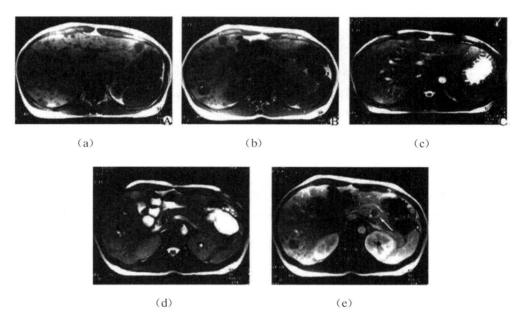

（a）　　　　　　　（b）　　　　　　　（c）

（d）　　　　　　　　　（e）

图 4.2　胰体癌伴肝内多发转移

患者女性,35 岁。T_1WI 显示胰体部有一直径为 2.0 cm 的低信号区,边缘锐利,肝内大量大小不等圆形低信号区[图 4.2(a)、图 4.2(b)];T_2WI 显示肿块与胰腺等信号肝内病灶仍呈低信号[图 4.2(c)、图 4.2(d)];增强扫描显示胰体部肿瘤呈环形强化(↑)[图 4.2(e)]。

（五）诊断要点

(1) 多数有原发恶性肿瘤病史。

(2) MRI 检查见肝内大小不等,形态不一,边缘不锐利的多发病灶,T_1WI 呈低信号,T_2WI 呈高信号,信号强度不均匀。多无假包膜和血管受侵。

(3) 可见"靶征"或"牛眼征""晕征"。

（六）鉴别诊断

本病需要与多中心性肝癌、多发性肝海绵状血管瘤以及肝脓肿相鉴别。

三、肝血管瘤

（一）概述

肝血管瘤（hepatic hemangioma）通常称为海绵状血管瘤，为肝脏最常见的良性肿瘤，可见于任何年龄，女性居多。随着影像技术的发展，血管瘤为经常遇到的肝内良性病变，其重要性在于与肝内原发和继发性恶性肿瘤鉴别。

（二）病理

血管瘤外观呈紫红色，大小不一，直径 1～10 cm 不等，单个或多发，主要由扩大的、充盈血液的血管腔隙构成，窦内血流缓慢地从肿瘤外周向中心流动。边界锐利，无包膜。肿瘤可位于肝内任何部位，但以右叶居多，尤其是右叶后段占总数1/3以上，亦可突出到肝外。瘤体内常可见纤维瘢痕组织，偶可见出血、血栓和钙化。

（三）临床表现

绝大部分肝血管瘤无任何症状和体征，查体偶然发现。少数大血管瘤因压迫肝组织和邻近脏器而产生上腹不适、胀痛或可能触及包块，但全身状况良好。血管瘤破裂则发生急腹症。

（四）MRI 表现

MRI 检查见肝内圆形或卵圆形病灶，边界清楚锐利，T_1WI 呈均匀性或混杂性低信号，T_2WI 呈均匀性高信号，特征是随着回波时间（TE）的延长肿瘤的信号强度递增，与肝内血管的信号强度增高一致，此点对诊断血管瘤、囊肿、癌肿有帮助，在重 T_2 加权像上，血管瘤信号甚亮，犹如灯泡，称为"灯泡征"。病灶周围无水肿等异常。纤维瘢痕、间隔和钙化在 T_2WI 上呈低信号，如并发出血和血栓，则在 T_1WI 上可见高信号影。Gd-DTPA增强扫描，血管瘤腔隙部位明显增强，纤维瘢痕不增强（图 4.3、图 4.4）。

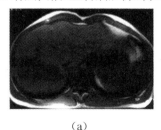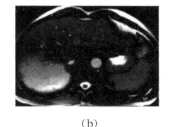

（a）　　　　　　　　　　　（b）

图 4.3　肝右叶后段血管瘤

患者女性，42 岁。T_2WI 显示肝脏右叶后段与血管信号一致的高信号区，边缘锐利[图 4.3（b）]；T_1WI 显示肿瘤为均匀一致的低信号[图 4.3（a）]。

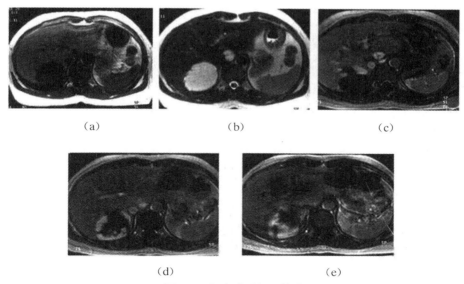

（a） （b） （c）

（d） （e）

图 4.4 肝右叶后段血管瘤

患者女性,48 岁。T_2WI 显示肝脏右叶后段均匀高信号区,边缘锐利[图 4.4（b）];T_1WI 显示均匀低信号区[图 4.4（a）]。图 4.4（c）、图 4.4（d）、图 4.4（e）为同层面的连续动态扫描,肿瘤强化从周边向中央逐渐发展,此为血管瘤的强化特点。

（五）诊断要点

（1）肝内见圆形或卵圆形病灶,边界清楚锐利。

（2）T_1WI 呈均匀低信号,T_2WI 呈均匀高信号,Gd-DTPA 增强扫描明显强化,病灶周围无水肿。

（六）鉴别诊断

直径 4 cm 以下的海绵状血管瘤需与肝转移瘤和小肝癌相鉴别,直径 4 cm 以上的较大海绵状血管瘤需与肝癌尤其是板层肝癌相鉴别。

四、肝囊肿

（一）概述

肝囊肿（hepatic cyst）为较常见的先天性肝脏病变,分单纯性囊肿和多囊病性囊肿两类,一般认为系小胆管扩张演变而成,囊壁衬以分泌液体的上皮细胞,病理上无从区别。本病多无症状,查体偶然发现。

（二）病理

单纯性肝囊肿数目和大小不等，从单个到多个，如数量很多，单从影像学角度和多囊肝难以区别，后者为常染色体显性遗传病，常有脾、胰、肾等同时受累。囊内95%成分为水分。巨大囊肿可压迫邻近结构而产生相应改变。

（三）临床表现

通常无症状，大的囊肿压迫邻近结构时可出现腹痛、胀满等症状；压迫胆管时，可出现黄疸。囊肿破入腹腔，囊内出血等可出现急腹症的症状。

（四）MRI 表现

MRI 检查为典型的水的信号强度表现，即 T_1WI 呈低信号，T_2WI 呈高信号，信号强度均匀，边缘光滑锐利，周围肝组织无异常表现。肝囊肿合并囊内出血时，则 T_1WI 和 T_2WI 均呈高信号。当囊液蛋白含量较高或由于部分容积效应的关系，有时单纯囊肿在 T_1WI 上可呈较高信号。Gd-DTPA 增强扫描，肝囊肿无异常对比增强（图 4.5）。

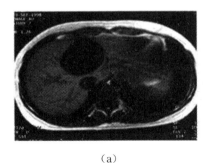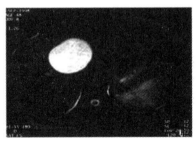

（a）　　　　　　　　　　　　　　（b）

图 4.5　肝右叶前段及左内叶囊肿

患者女性，24 岁。T_1WI 病灶呈均匀低信号，边界光滑[图 4.5(a)]；T_2WI 病灶呈高信号[图 4.5(b)]。

（五）诊断要点

（1）肝内圆球形病变，边缘光滑锐利，信号均匀，T_1WI 呈低信号，T_2WI 呈高信号。

（2）Gd-DTPA 增强扫描病变无异常对比增强。

（六）鉴别诊断

本病有时需要与肝脓肿、肝包虫病、转移性肝肿瘤以及向肝内延伸的胰腺假性囊肿和胆汁性囊肿相鉴别。

五、肝脓肿

（一）概述

从病因上肝脓肿（abscess of liver）可分为细菌性（bacterial）、阿米巴性（amoebic）和霉菌性（fungal）三类，前两者多见，后者少见。由于影像检查技术的进步和新型抗生素的应用，肝脓肿预后大为改善。

（二）病理

（1）细菌性肝脓肿。全身各部位化脓性感染，尤其是腹腔内感染均可导致肝脓肿。主要感染途径为：① 胆道炎症：包括胆囊炎、胆管炎和胆道蛔虫病。② 门静脉：所有腹腔内、胃肠道感染均可经门静脉系统进入肝脏。③ 经肝动脉：全身各部位化脓性炎症经血行到达肝脏，患者常有败血症。致病菌以革兰阴性菌多于革兰阳性菌。肝脓肿可单发或多发，单房或多房，右叶多于左叶。早期为肝组织的局部炎症、充血、水肿和坏死，然后液化形成脓腔；脓肿壁由炎症充血带或/和纤维肉芽组织形成。脓肿壁周围肝组织往往伴水肿。多房性脓肿由尚未坏死的肝组织或纤维肉芽肿形成分隔。

（2）阿米巴性肝脓肿。继发于肠阿米巴病，溶组织内阿米巴原虫经门静脉系统入肝，产生溶组织酶，导致肝组织坏死液化而形成脓肿。脓液呈巧克力样，有臭味，易穿破到周围脏器或腔隙，如膈下、胸腔、心包腔和胃肠道等。

（3）霉菌性肝脓肿。少见，为白色念珠菌的机遇性感染，多发生于体质差、免疫机能低下的患者。

（三）临床表现

细菌性肝脓肿的典型表现是寒战、高热、肝区疼痛和叩击痛、肝肿大及白细胞和中性粒细胞计数升高、全身中毒症状，病前可能有局部感染灶，少数患者发热及肝区症状不明显。阿米巴性肝脓肿病前可有痢疾和腹泻史，然后出现发热及肝区疼痛，白细胞和中性粒细胞计数不高，粪便中可找到阿米巴滋养体。

（四）MRI 表现

MRI 检查见肝内单发或多发、单房或多房的圆形或卵圆形病灶，T_1WI 脓腔呈不均匀低信号，周围常可见晕环，信号强度介于脓腔和周围肝实质之间。T_2WI 脓腔表现为高信号，多房性脓肿则于高信号的脓腔中可见低信号的间隔，故高信号的脓腔中常可见不规则的低信号区，可能为炎症细胞和纤维素所致。还可见一信号较高而不完整的晕环围绕脓腔，晕环外侧的肝实质因充血和水肿而信号稍高。脓腔可推移压迫周围的肝血管。注射 Gd-DTPA 后,脓腔呈花环状强化,多房性脓腔的间隔亦可增强,脓腔壁厚薄不均。霉菌性肝脓肿常弥散分布于全肝,为大小一致的多发性微小脓肿,脾和肾脏往往同时受累,结合病史应想到这个可能(图 4.6)。

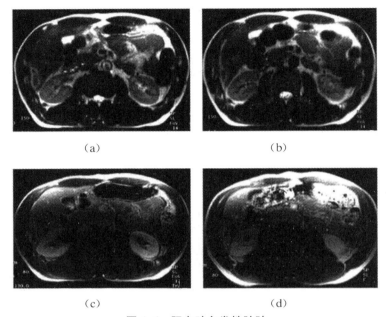

（a）　　　　　　　　　　　（b）

（c）　　　　　　　　　　　（d）

图 4.6　肝右叶多发性脓肿

患者男性,41 岁。T_2WI 显示肝右叶后段包膜下及其内侧类圆形高信号区,边缘模糊[图 4.6(a)、图 4.6(b)];增强扫描显示病灶环形厚壁强化[图 4.6(c)、图 4.6(d)]。

（五）　诊断要点

（1）典型炎性病变的临床表现。

（2）MRI 检查见肝内圆形和卵圆形病灶,T_1WI 呈低信号,T_2WI 呈高信号,可见分隔和晕环。

（3）Gd-DTPA 增强扫描呈花环状强化。

（六）鉴别诊断

本病的不典型病例需要和肝癌、肝转移瘤和肝囊肿等相鉴别。

六、肝硬化

（一）概述

肝硬化（cirrhosis of liver）是以广泛结缔组织增生为特征的一类慢性肝病，病因复杂，如肝炎、酒精和药物中毒、胆汁淤积等，国内以乙肝为主要病因。

（二）病理

肝细胞大量坏死，正常肝组织代偿性增生形成许多再生结节，同时伴肝内广泛纤维化致小叶结构紊乱，肝脏收缩，体积缩小。组织学上常见到直径为 0.2～2 cm 的再生结节。肝硬化进而引起门脉高压、脾大、门体侧支循环建立以及出现腹水等。

（三）临床表现

早期肝功能代偿良好，可无症状，以后逐渐出现一些非特异性症状，如恶心、呕吐、消化不良、乏力、体重下降等；中晚期可出现不同程度肝功能不全的表现，如低蛋白血症、黄疸和门静脉高压等。

（四）MRI 表现

MRI 检查可以充分反映肝硬化的大体病理形态变化，如肝脏体积缩小或增大，左叶、尾叶增大，各叶之间比例失调，肝裂增宽，肝表面呈结节状、波浪状甚至驼峰样改变。单纯的肝硬化较少发现信号强度的异常，但并发的脂肪变性和肝炎等可形成不均匀的信号，有时硬化结节由于脂变区的甘油三酯增多，在 T_1WI 上出现信号强度升高。无脂肪变性的单纯再生结节，在 T_2WI 表现为低信号，其机制与再生结节中含铁血黄素沉着或纤维间隔有关。肝外改变可见腹水、肝外门静脉系统扩张增粗、脾大等提示门静脉高压征象，门静脉与体循环之间的侧支循环 MRI 亦能很好地显示（图 4.7，图 4.8）。

（五）诊断要点

（1）有引起肝硬化的临床病史，不同程度的肝功能异常。

（2）MRI 示肝脏体积缩小，肝各叶比例失调，肝裂增宽，外缘波浪状，有或无信号异常。

（3）脾大、腹水、门静脉系统扩张等。

（六）鉴别诊断

本病需要与肝炎、脂肪肝和结节性或慢性肝癌鉴别。

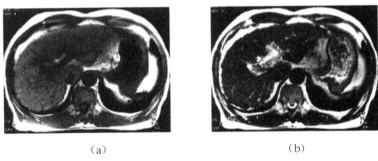

（a）　　　　　　　　　　　（b）

图 4.7　肝硬化

患者男性,70 岁。T_2WI 显示肝表面呈波浪状,肝内血管迂曲、变细,门静脉主干增宽[图 4.7(b)];T_1WI 显示迂曲的血管和门静脉呈低信号[图 4.7(a)]。

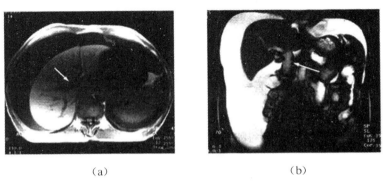

（a）　　　　　　　　　　　（b）

图 4.8　肝硬化、腹水

患者男性,52 岁。T_1WI 显示肝脏体积缩小,腹水呈低信号[图 4.8(a)];T_2WI 肝内信号无异常,门静脉增粗,腹水呈高信号[图 4.8(b)]。

七、Budd-Chiari 综合征

（一）概述

Chiari 和 Budd 分别于 1899 年和 1945 年报告了肝静脉血栓形成病例的临床和病理特点,以后将肝静脉阻塞引起的症状群称为 Budd-Chiari 综合征。

（二）病理

可由肝静脉或下腔静脉肝段阻塞引起。主要原因有:① 肝静脉血栓形成:欧美国家多见。② 肿瘤压迫肝静脉或下腔静脉。③ 下腔静脉肝段阻塞多为先天性,亚洲国家多见。其他原因有血液凝固性过高、妊娠、口服避孕药和先天性血管内隔膜等。

（三）临床表现

该病病程较长,同时存在下腔静脉阻塞和继发性门脉高压的临床表现。前者如下肢肿胀,静脉曲张,小腿及踝部色素沉着等,后者如腹胀、腹水、肝脾肿大、黄疸和食管静脉曲张等。

（四）MRI 表现

MRI 可显示肝脏肿大和肝脏信号改变,肝静脉和下腔静脉的形态异常以及腹水等。在解剖上肝尾状叶的血流直接引流入下腔静脉,当肝静脉回流受阻时,尾状叶一般不受累或受累较轻,相对于其他部分淤血较严重的肝组织,其含水量较少,因此在 T_2WI 上其信号强度常低于其他肝组织。静脉形态异常包括肝静脉狭窄或闭塞,"逗点状"肝内侧支血管形成和/或下腔静脉肝内段明显狭窄,以及肝静脉与下腔静脉不连接等,MRI 和腹部 MRA 均能很好显示。MRI 还可鉴别肝静脉回流受阻是由肿瘤所致还是由先天性血管异常或凝血因素所致,可清楚显示下腔静脉和右心房的解剖结构,为 Budd-Chiari 综合征的治疗提供重要的术前信息(图4.9)。

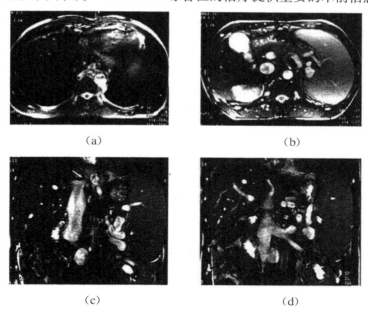

（a）　　　　　　　　　　　（b）

（c）　　　　　　　　　　　（d）

图 4.9　Budd-Chiari 综合征

患者男性,42 岁。MRI 显示下腔静脉和肠系膜上静脉显著扩张,下腔静脉在入右心房处狭窄。脾脏增大。

（五）诊断要点

（1）有上腹疼痛、肝肿大、腹水和门脉高压的典型临床表现,除外肝硬化。

（2）MRI 显示肝静脉或下腔静脉狭窄或闭塞,肝脏信号异常、腹水和门脉高压症。

（六）鉴别诊断

本病有时需要与晚期肝硬化鉴别。

第二节　胆道疾病

一、胆管癌

（一）概述

原发性胆管癌（cholangiocarcinoma）约占恶性肿瘤的 1%，多发生于 60 岁以上的老年人，男性略多于女性，约 1/3 的患者合并胆管结石。

（二）病理

病理上多为腺癌。从形态上分为三型：① 浸润狭窄型。② 巨块型。③ 壁内息肉样型，少见。据统计，本病 8%～31% 发生在肝内胆管，37%～50% 发生在肝外胆管近段，36%～40% 发生在肝外胆管远段。临床上一般将肝内胆管癌归类于肝癌。肝外胆管近段胆管癌即肝门部胆管癌，是指发生在左、右主肝管及汇合成肝总管 2 cm 内的胆管癌。肝外胆管远段胆管癌即中、下段胆管癌是指发生在肝总管 2 cm 以外的胆管癌，包括肝总管和胆总管。

（三）临床表现

上腹痛，进行性黄疸、消瘦、可触及肿大的肝和胆囊，肝内胆管癌常并存胆石和胆道感染，所以患者常有胆管结石和胆管炎症状。

（四）MRI 表现

胆管癌的 MRI 表现取决于癌的生长部位和方式，但都有不同程度和不同范围的胆管扩张。根据胆管扩张的部位和范围可以推测癌的生长部位是在左肝管、右肝管还是肝总管。MRCP 能很好地显示肝内外胆管扩张，确定阻塞存在的部位和原因，甚至能显示扩张胆管内的软组织块影，是明确诊断的可靠方法。较大的菜花样癌块 MRI 表现为肝门附近外形不规则、境界不清的病变，T_1WI 呈稍低于肝组织信号强度，T_2WI 呈不均匀性高信号，扩张的肝内胆管呈软藤样高信号，门静脉受压移位,可见肝门区淋巴结肿大。肝外围区的肝内小胆管癌的 MRI 表现与肝癌相似(图 4.10、图 4.11)。

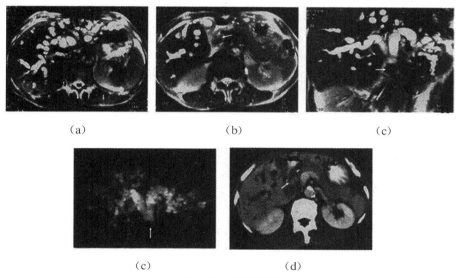

（a）　　　　　　　（b）　　　　　　　（c）

（c）　　　　　　　（d）

图 4.10　肝总管癌

　　患者男性,65 岁。T_2WI 显示肝总管部位 2.0 cm 高信号区[图 4.10(b)],其上胆管扩张[图 4.10(a)];MRCP 肝总管梗阻,肿瘤信号低[图 4.10(c)、图 4.10(d)];CT 增强扫描,肿块有增强[图 4.10(e)]。

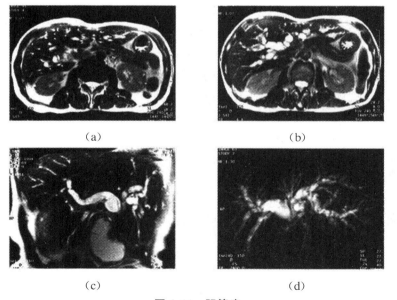

（a）　　　　　　　　　　　（b）

（c）　　　　　　　　　　　（d）

图 4.11　胆管癌

　　患者男性,68 岁。T_2WI 显示肝门部实性高信号区,边缘模糊,肝内胆管扩张[图 4.11(a)、4.11(b)];MRCP 显示左右肝管汇合部梗阻,其远端胆管扩张[图 4.11(c)、4.11(d)]。

（五）诊断要点

（1）进行性黄疸、消瘦。

（2）MRI 显示肝内胆管扩张，MRCP 显示梗阻部位和原因，即扩张胆管内的软组织肿块。

（3）肿块 T_1WI 呈低于肝组织信号，T_2WI 呈不均匀性高信号，胆总管狭窄或管壁增厚。

（六）鉴别诊断

本病需要与胆管系统炎症和结石、原发性肝癌及肝门区转移瘤相鉴别。

二、胆囊癌

（一）概述

胆囊癌（carcinoma of gallbladder）在胆囊恶性肿瘤中占首位。原发性胆囊癌少见，占恶性肿瘤的 0.3%～5%，好发于 50 岁以上女性，女性与男性之比为（4～5）∶1。大多胆囊癌患者有胆囊结石，65%～90%合并慢性胆囊炎和胆囊结石，可能与长期慢性刺激有关。

（二）病理

病理上腺癌占 71%～90%，鳞癌占 10%，其他如未分化癌和类癌等罕见。腺癌又分为：① 浸润型腺癌（70%）：早期局限性胆囊壁增厚，晚期形成肿块和囊腔闭塞。② 乳头状腺癌（20%）：肿瘤呈乳头或菜花状，从胆囊壁突入腔内，容易发生坏死、溃烂、出血和感染。③ 黏液型腺癌（8%）：胆囊壁有广泛浸润，肿瘤呈胶状，易破溃，甚至引起胆囊穿孔。胆囊癌多发生在胆囊底、体部，偶见于颈部。肿瘤扩散可直接侵犯邻近器官（主要是肝脏）和沿丰富的淋巴管转移为主，少见有沿胆囊颈管直接扩散及穿透血管的血行转移。

（三）临床表现

胆囊癌没有典型特异的临床症状，早期诊断困难，晚期可有上腹痛、黄疸、体重下降、右上腹包块等症状。

（四）MRI 表现

MRI 检查见胆囊壁增厚和肿块，肿瘤组织在 T_1WI 为较肝实质轻度或明显低的信号结构，在 T_2WI 则为轻度或明显高的信号结构，且信号强度不均匀。胆囊癌的其他 MRI 表现是：① 侵犯肝脏：85%胆囊癌就诊时已侵犯肝脏或肝内转移，其信号表现与原发病灶相似。② 65%～95%的胆囊癌合并胆石：MRI 可显示胆囊内或肿块内无信号的结石，并能发现 CT 不能发现的等密度结石。当肿块很大，其来源不清时，如能在肿块内发现结石，则可帮助确诊胆囊癌。③ 梗阻性胆管扩张：这是由于肿瘤直接侵犯胆管和肝门淋巴结转移压迫胆管所致。④ 淋巴结转移：主要是转移到肝门、胰头及腹腔动脉周围淋巴结。

（五）诊断要点

（1）长期慢性胆囊炎和胆石症病史，并出现黄疸、消瘦和体重下降。

（2）MRI 检查见胆囊肿块，T_1WI 呈低信号，T_2WI 呈混杂高信号，可见无信号结石影。

（3）可见肝脏直接受侵和转移征象，梗阻性黄疸及肝门和腹膜后区淋巴结转移。

（六）鉴别诊断

本病需要与肝、胰等组织肿瘤侵犯胆囊窝或胆囊感染后的肿块样增厚以及其他胆囊良性病变如息肉和乳头状瘤相鉴别。

三、胆石症

（一）概述

胆石症（gallstones）占胆系疾病的 60%，胆石可位于胆囊或胆管内，多见于 30岁以上的成年人。

（二）病理

按化学成分可将胆石分为三种类型：① 胆固醇类结石：胆固醇含量占 80%以上。② 胆色素类结石：胆固醇含量少于 25%。③ 混合类结石：胆固醇含量占 55%～70%。胆囊结石以胆固醇类结石最常见，其次为混合类结石。

（三）临床表现

与结石的大小、部位及有无并发胆囊炎和胆道系统梗阻有关。1/3～1/2 的胆囊结石可始终没有症状。间歇期主要为右上腹不适和消化不良等胃肠症状。急性期可发生胆绞痛、呕吐和轻度黄疸。伴发急性胆囊炎时可出现高热、寒战等。

（四）MRI 表现

用 MRI 诊断胆石症的专题报道很少，无论胆囊结石还是胆管结石，多是在检查上腹部其他器官时偶然发现。胆石的质子密度很低，其产生的磁共振信号很弱。

一般而论,在 T_1WI 上多数胆石不论其成分如何,均显示为低信号,与低信号的胆汁不形成对比,如胆汁为高信号,则低信号的胆石显示为充盈缺损;在 T_2WI 上,胆汁一般为高信号,而胆石一般为低信号充盈缺损。少数胆石可在 T_1 和 T_2 加权图像上出现中心略高或很高的信号区。当结石体积小,没有胆管扩张,且又位于肝外胆管时 MRI 诊断困难。3%~14%的胆囊结石并发胆囊癌(图 4.12~图 4.14)。

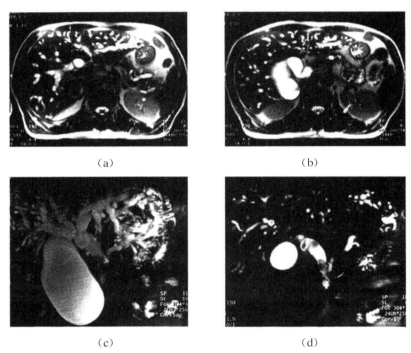

（a）　　　　　　　　　　　　　　（b）

（c）　　　　　　　　　　　　　　（d）

图 4.12　胆总管内多发性结石

　　患者男性,62 岁。MRCP 显示肝内外胆管普遍扩张,胆总管内有多个低信号结石,胆囊扩大[图 4.12(c)、图 4.12(d)];T_2WI 显示肝内胆管普遍扩张,呈高信号[图4.12(a)、图 4.12(b)]。

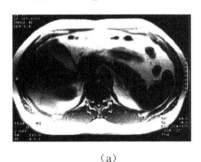
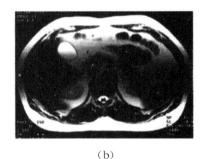

（a）　　　　　　　　　　　　　　（b）

图 4.13 胆囊泥沙样结石

　　患者男性,2＋岁。T_2WI 显示胆囊内下部(重力方向)低信号区,与胆汁分层[图4.13(b)];T_1WI 泥沙样结石显示为略高信号[图 4.13(a)]。

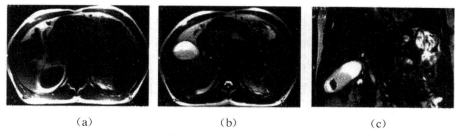

（a）　　　　　　　　　　（b）　　　　　　　　　　（c）

图 4.14　胆囊炎、胆石症

　　患者男性,45 岁。T_2WI 胆囊壁稍厚,其内信号有分层现象,下部结石为低信号,其中更低信号为块状结石,上部高信号为胆汁[图 4.14(b)、图 4.14(c)];T_1WI 胆囊内信号仍不均匀[图 4.14(a)]。

（五）诊断要点

　　（1）有右上腹痛和黄疸等症状或无症状。

　　（2）MRI 检查发现胆囊或胆管内低信号充盈缺损。结石阻塞胆管可引起梗阻性胆管扩张。

（六）鉴别诊断

　　本病有时需要与胆囊癌、胆癌息肉和息肉样病变相鉴别。

四、先天性胆管囊肿

（一）概述

　　先天性胆管囊肿（congenital choledochocyst）又称为先天性胆管扩张症,女性较男性多见,临床上约 2/3 见于婴儿,原因不明。

（二）病理

　　Todani 根据囊肿的部位和范围将胆管囊肿分为五型（图 4.15）:Ⅰ型最常见,又称为胆总管囊肿,局限于胆总管,占 80%～90%;它又分为 3 个亚型,即ⅠA 囊状扩张,ⅠB 节段性扩张,ⅠC 梭形扩张。Ⅱ型系真性胆总管憩室,占 2%。Ⅲ型为局限在胆总管十二指肠壁内段的小囊性扩张,占 1.4%～5.0%。Ⅳ型又分为ⅣA 肝内外多发胆管囊肿和ⅣB 肝外胆总管多发囊肿,非常罕见。Ⅴ型即 Caroli 病,为单发或多发肝内胆管囊肿,它又分两个亚型,即ⅤA 型,特点是肝内胆管囊状扩张,多数伴有胆石和胆管炎,无肝硬化或门脉高压;ⅤB 型非常少见,特点是肝内末端小胆管扩张而近端大胆管无或轻度扩张,不伴结石和胆管炎,有肝硬化和门脉高压。

（三）临床表现

临床上主要有三大症状：黄疸、腹痛和腹内包块,但仅 1/4 患者同时出现这三大症状,婴儿的主要症状是黄疸、无胆汁大便和肝肿大。儿童以腹部肿块为主。成人常见腹痛和黄疸。

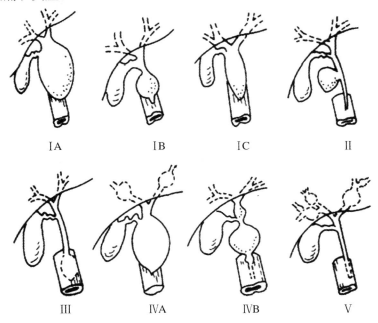

图 4.15　胆管囊肿 Todani 分型

ⅠA. 胆总管全部囊状扩张;ⅠB. 胆总管部分囊状扩张;ⅠC. 胆总管梭形扩张;Ⅱ. 胆总管憩室;Ⅲ. 十二指肠内胆总管囊肿;ⅣA. 肝内外多发胆管囊肿;ⅣB. 肝外多发胆管囊肿;Ⅴ. Caroli 病,肝内胆管单发或多发囊肿。

（四）MRI 表现

MRI 可以显示囊肿的大小、形态和走行,尤其是 MRCP。囊肿内液体在 T_1WI 表现为低信号,T_2WI 呈高信号。

（五）诊断要点

（1）有黄疸、腹痛和腹内包块典型症状。

（2）MRI 和 MRCP 见胆道系统扩张,而周围结构清楚正常,无肿瘤征象。

（六）鉴别诊断

当胆管囊肿发生在肝外胆管,需与肾上腺囊肿、肾囊肿、肠系膜囊肿和胰头假性囊肿鉴别。

第三节　胰　腺　疾　病

一、胰腺癌

（一）概述

胰腺癌（pancreatic cancer）是最常见的一种胰腺肿瘤，近年来，其发病率有明显增长趋势，男性多于女性，以 50～70 岁发病率高，早期诊断困难，预后极差。

（二）病理

胰腺癌起源于腺管或腺泡，大多数发生在胰头部，约占 2/3，体尾部约占 1/3。大多数癌周边有不同程度的慢性胰腺炎，使胰腺癌的边界不清，只有极少数边界较清楚。部分肿瘤呈多灶分布。胰头癌常累及胆总管下端及十二指肠乳头部引起阻塞性黄疸，胆管及胆囊扩大；胰体癌可侵及肠系膜根部和肠系膜上动、静脉；胰尾癌可侵及脾门、结肠。胰腺癌可经淋巴转移或经血行转移到肝脏及远处器官；还可沿神经鞘转移，侵犯邻近神经如十二指肠胰腺神经、胆管壁神经和腹腔神经丛。

（三）临床表现

胰腺癌早期症状不明显，临床确诊较晚。癌发生于胰头者，患者主要以阻塞性黄疸而就诊；发生于胰体、胰尾者，则常以腹痛和腹块来就诊。如患者有下列症状应引起注意：① 上腹疼痛。② 体重减轻。③ 消化不良和脂肪泻。④ 黄疸。⑤ 糖尿病。⑥ 门静脉高压。

（四）MRI 表现

MRI 诊断胰腺癌主要依靠它所显示的肿瘤占位效应引起的胰腺形态学改变，与邻近部位相比，局部有不相称性肿大。肿块形状不规则，边缘清楚或模糊。胰腺癌的 T_1 和 T_2 弛豫时间一般长于正常胰腺和正常肝组织，但这种弛豫时间上的差别不是每例都造成信号强度上的差别。在 T_1WI 约 60% 表现为低信号，其余表现为等信号；在 T_2WI 约 40% 表现为高信号，其余表现为等信号或低信号。肿瘤可压迫侵犯周围组织如肝、肾以及压迫或包绕胰后的血管组织。肿瘤侵犯胰导管使之阻塞，发生胰导管扩张，扩张胰管内的胰汁在 T_2WI 为高信号。胰头癌阻塞胆总管,引起胆总管扩张。如出现腹膜后淋巴结转移,则可见淋巴结肿大。癌向胰周脂肪组织浸润,显示为中等信号的结节状或条索状结构伸向高信号的脂肪组织,边界可清楚锐利,也可模糊不清。胰周血管受侵犯表现为血管狭窄、移位或闭塞。脾静脉或门静脉闭塞常伴有侧支循环形成,出现坏死、液化和出血等改变,表现为混杂不均的信号,肿瘤性囊腔表现为不规则形的高信号,有时难与囊肿鉴别(图4.16、图4.17)。

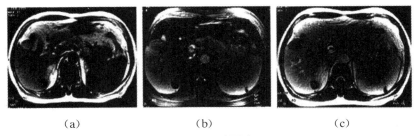

(a)　　　　　　　(b)　　　　　　　(c)

图4.16　胰尾癌

患者男性,60岁。T_2WI显示胰腺尾部不规则增大,信号不均匀[图4.16(b)];T_1WI肿瘤区可见不均匀低信号[图4.16(a)],增强扫描肿瘤轻度强化[图4.16(c)]。

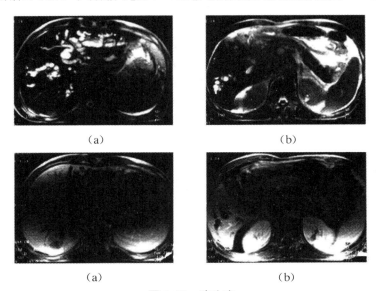

(a)　　　　　　　　　　　　(b)

(a)　　　　　　　　　　　　(b)

图4.17　胰头癌

患者女性,41岁。T_2WI显示胰头增大,信号不均匀,边缘不清[图4.17(a)、图4.17(b)];肝内胆管扩张;增强扫描胰头肿块仍无明显强化[图4.17(c)、图4.17(d)]。

(五)诊断要点

(1)有上腹痛、消瘦、黄疸等临床症状。

（2）MRI 检查见胰腺肿块和轮廓改变，肿块 T_1WI 呈低或等信号，T_2WI 呈高信号或低等信号。

（3）胰周血管和脂肪受侵，淋巴结肿大，胰管和肝内胆管扩张。

（六）鉴别诊断

胰腺癌需与伴胰腺肿大的慢性胰腺炎、胰腺假性囊肿、胰腺囊腺瘤等相鉴别。

二、胰腺转移瘤

（一）概述

胰腺实质的转移性肿瘤并不少见，尸检报道胰腺转移瘤（pancreatic metastases）的发生率占恶性肿瘤的 $3\% \sim 11.6\%$。肺癌、乳腺癌、黑色素瘤、卵巢癌以及肝、胃、肾、结肠等部位的恶性肿瘤都可以发生胰腺转移。

（二）病理

胰腺转移癌可以多发，也可以单发，除血行和淋巴转移外，胰腺常被邻近器官的恶性肿瘤直接侵犯。胃癌、胆囊癌和肝癌可以直接侵犯胰腺组织。

（三）临床表现

胰腺转移癌常缺少相关的临床症状和体征。

（四）MRI 表现

胰腺转移癌 MRI 表现与胰腺癌相似，T_1WI 表现为低或等信号，T_2WI 表现为混杂的高信号，可像胰腺癌那样累及邻近器官和解剖结构。胰腺转移性肿瘤单发时，在影像上与原发癌不能区分，发现为多发病灶时应考虑为转移性肿瘤的可能。

（五）诊断要点

（1）有其他部位原发恶性肿瘤病史及相关的临床症状和体征。

（2）MRI 检查见胰腺单发或多发病灶，T_1WI 呈低或等信号，T_2WI 呈混杂高信号。病灶多发，有助于诊断。

（六）鉴别诊断

胰腺转移癌单发时需与胰腺原发癌相鉴别。

三、胰腺细胞瘤

（一）概述

胰岛细胞瘤（pancreatic islet cell tumor）多是良性肿瘤，分功能性和非功能性两种。功能性胰岛细胞瘤中，以胰岛素瘤和胃泌素瘤最常见，前者占 60%～75%，后者约占 20%。胰岛细胞癌少见。

（二）病理

多为单发性，体尾部多见，头部较少，亦可发生于十二指肠和胃的异位胰腺。胰腺细胞瘤较小，一般为 0.5～5 cm，可小至镜下才发现。圆或椭圆实性小结，质实可钙化，伴出血坏死时质可变软，界限清楚。瘤组织可纤维化、透明变、出血、坏死、钙化。良恶性以有无转移及包膜浸润为标准。

（三）临床表现

无功能性肿瘤往往以腹块为首发症状，多伴有其他腹部症状。功能性胰岛细胞瘤往往因其功能所致症状而就诊，如胰岛素瘤产生低血糖等有关症状，胃泌素瘤产生 Zollinger-Ellison 综合征。化验检查时发现血中相关激素升高。

（四）MRI 表现

胰岛细胞瘤的 T_1 和 T_2 弛豫时间相对较长，T_1WI 为低信号，T_2WI 为高信号，圆形或卵圆形，边界锐利。T_1 和 T_2 加权图像上病灶的信号反差很大，非常小的甚至尚未引起胰腺轮廓改变的胰岛素瘤也能检出。胰岛细胞瘤的胰外侵犯和肝转移，MRI 同样能很好地显示。特别是肝转移与原发灶相仿，即 T_1 和 T_2 时间均较长，因此在 T_2WI 上可呈现为单发或多发、边界清楚、信号强度很高的高信号区，即所谓的"灯泡征"，与肝海绵状血管瘤十分相似。因为胰岛细胞瘤的初步普查基于临床和实验室检查，仅有限的患者必须做影像学检查，目前提倡直接使用 MRI 这样昂贵的影像技术对这些病灶进行影像学普查。

（五）诊断要点

（1）典型的临床症状，激素测定以及阳性激发试验等。

（2）MRI 表现为胰腺占位，T_1WI 呈低信号，T_2WI 呈高信号，二者信号反差大。

（六）鉴别诊断

功能性胰岛细胞瘤结合典型临床表现和化验结果容易诊断，无功能胰岛细胞瘤需与胰腺癌和胰腺转移癌等相鉴别。

四、胰腺炎

（一）概述

胰腺炎（pancreatitis）是一种常见的胰腺疾病，分为急性胰腺炎和慢性胰腺炎。诊断主要依靠临床和实验室检查，影像诊断技术主要用来了解胰腺损害的范围以及观察并发症的发展情况。目前 MRI 对胰腺炎症性病变的诊断价值不大。

（二）病理

急性胰腺炎的主要病理改变：① 急性水肿型（间质型）：占 75%～95%，胰腺肿大发硬，间质有充血水肿及炎症细胞浸润，可发生局部轻微的脂肪坏死，但无出血，腹腔内可有少量渗液。② 急性坏死型（包括出血型）：少见，占 5%～25%，胰腺腺泡坏死，血管坏死性出血及脂肪坏死为急性坏死型胰腺炎的特征性改变。此型病死率甚高，如经抢救而存活，胰腺的病理发展可能有以下两个途径：a. 继发细菌感染，在胰腺或胰周形成脓肿；如历时较久，可转变为胰腺假性囊肿（pancreatic pseudocyst）。b. 急性炎症痊愈后，可因纤维组织大量增生及钙化而形成慢性胰腺炎。

慢性胰腺炎是复发性或持续性炎症病变，主要病理改变为胰腺的纤维化改变，可累及胰腺局部或全部，使胰腺增大、变硬，后期可发生萎缩，常有胰管扩张、钙化、结石及假性囊肿形成，病变可累及胃和十二指肠，使之发生粘连和狭窄，甚至可压迫胆总管，导致胆总管扩张，有时亦可引起脾静脉血栓形成或门脉梗阻。

（三）临床表现

急性胰腺炎的临床症状和体征与其病理类型有关，轻重不一，但均有不同程度的腹痛、伴有恶心、呕吐、发热。坏死性胰腺炎病情较重，可有休克。体检有腹部压痛、反跳痛，严重时有肌紧张，少数可有腹水和腹块体征，实验室检查可发现血清淀粉酶与脂肪酶活性升高。

慢性胰腺炎多为反复急性发作，急性发作时症状与急性胰腺炎相似，表现为腹痛、恶心、呕吐和发热。平时有消化不良症状如腹泻等，甚至可产生脂肪下痢，严重破坏胰岛时可产生糖尿病，病变累及胆道可引起梗阻性黄疸。腹部检查若有假性囊肿形成可扪及囊性肿块。血清淀粉酶活性可以升高或正常。

（四）MRI 表现

急性胰腺炎时，由于水肿、炎性细胞浸润、出血、坏死等改变，胰腺明显增大，形状不规则,T₁WI 表现为低信号,T₂WI 表现为高信号,因胰腺周围组织炎症水肿,胰腺边缘多模糊不清。小网膜囊积液时,T₂WI 上可见高信号强度积液影;如出血,在亚急性期见 T₁WI 和 T₂WI 均为高信号的出血灶。炎症累及肝胃韧带时,使韧带旁脂肪水肿,于 T₂WI 上信号强度升高。慢性胰腺炎时胰腺可弥漫或局限性肿大,T₁WI 表现为混杂低信号,T₂WI 表现为混杂高信号。30%慢性胰腺炎有钙化,小的钙化灶 MRI 难于发现,直径大于 1 cm 的钙化灶表现为低信号。慢性胰腺炎也可使胰腺萎缩。胰腺假性囊肿在 T₁WI 表现为境界清楚的低信号区,T₂WI 表现为高信号。MRI 不能确切鉴别假性囊肿和脓肿,两者都表现为长 T₁ 长 T₂ 信号,炎症包块内如有气体说明为脓肿(图 4.18)。

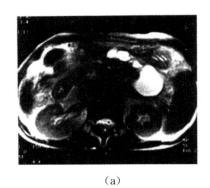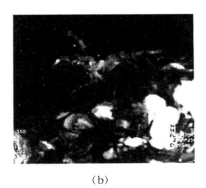

（a）　　　　　　　　　　　　　（b）

图 4.18　慢性胰腺炎

　　患者男性,59 岁。T₂WI 显示胰腺边缘不清,胰尾部及体部前方多个大小不等水样高信号区,边缘清楚[图 4.18(a)];MRCP 显示肝内胆管轻度扩张,粗细不均匀[图 4.18(b)]。

（五）诊断要点

　　(1) 有腹痛、恶心、呕吐和发热等典型临床表现。化验检查血、尿淀粉酶活性升高。

　　(2) 急性胰腺炎 MRI 示胰腺肿大,T₁WI 呈低信号,T₂WI 呈高信号,组织界面模糊,可并发脓肿、积液、蜂窝织炎、出血等。

　　(3) 慢性胰腺炎 MRI 示胰腺体积可增大或缩小,T₁WI 呈混杂低信号,T₂WI 呈混杂高信号,常伴胰腺钙化、胰管结石和假性囊肿。

（六）鉴别诊断

　　急性胰腺炎若主要引起胰头局部扩大,需与胰头肿瘤相鉴别。慢性胰腺炎引起的局限性肿块需与胰腺癌相鉴别。慢性胰腺炎晚期所致胰腺萎缩,需与糖尿病所致胰腺改变及老年性胰腺改变进行鉴别。

第五章　泌尿系统疾病的 MRI 诊断

第一节　泌尿系统肿瘤

一、肾错构瘤

（一）概述

肾错构瘤（renal hamartoma）即肾血管平滑肌脂肪瘤（renal angiomyoli-poma），是一种常见的良性肿瘤，由不同例的血管、平滑肌和脂肪组织组成。单侧单发多见，中年发病，男性多于女性。少数伴有脑结节性硬化，中青年发病为主，常为两侧、多发。

（二）病理

肉眼所见：肿瘤位于实质部，皮质多见。呈圆形、卵圆形，边缘清楚，无包膜。直径为 3～20 cm，平均 9.4 cm。切面呈黄色或黄白相间。肾盂、肾盏可受牵拉变形移位，但无破坏。镜下所见：成熟的脂肪组织、厚壁血管和成熟的平滑肌细胞混合而成。三者在不同的肿瘤和肿瘤的不同部位所占比例差异很大。肿瘤内常有出血。

（三）临床表现

早期无症状。后期可有肾区包块、疼痛，偶有血尿、高血压。合并结节性硬化者，还有面部皮脂腺瘤、癫痫和智力低下。

（四）MRI 表现

（1）肿瘤大小不一，呈圆形或卵圆形，边缘清楚。

（2）肿瘤的 MRI 信号表现取决于肿瘤内的组织结构，三种组织信号混杂，其中脂肪信号和血管信号具特异性。脂肪组织在 T_1 加权像为高信号，T_2 加权像为中等信号，其内可有分隔。血管呈散在的大小不等的流空低信号。

（3）肿瘤内出血时，其信号强度增高，T_1 加权像与脂肪组织混淆，但 T_2 加权像出血信号较脂肪信号高。

（4）肾盂、肾盏变形移位。

（5）肿瘤可突破肾包膜深入肾周间隙。

（五）诊断要点

肿瘤的良性临床表现；三种组织的特征性信号表现。

（六）鉴别诊断

（1）肾脂肪瘤或分化较好的脂肪肉瘤。

（2）肾癌。

二、肾癌

（一）概述

肾癌（renal cell carcinoma）即肾细胞癌，又称肾腺癌、肾透明细胞癌，起源于近端肾小管上皮细胞。其发生率占肾脏肿瘤的 85%，多见于 40 岁以上成人，很少见于儿童，男女比例为 2∶1。

（二）病理

大多数病例为单侧和单发病变。肿瘤多位于肾上极或肾下极的实质内，边界较清楚，呈圆形或椭圆形，其内可发生坏死、囊变、出血和钙化。按组织学分为三型：透明细胞型、颗粒细胞型和未分化型，预后依次变差。血道是主要的转移途径，肿瘤经肾静脉播散到全身其他器官。经淋巴道先转移到肾门、腹主动脉和下腔静脉周围淋巴结，进而向腹膜后的他处转移。肾癌也可侵犯周围器官。

（三）临床表现

肾癌早期多无明显症状。典型的临床症状为血尿、腹部肿块和腰部疼痛"三联征"。具有典型三联征的病例不足 1/3，大部分病例仅具有其中一项或两项症状。

部分病例伴有非泌尿系统症状,如高血压、红细胞增多症、高钙血症及性功能紊乱等,由肿瘤的内分泌活动所致。

(四) MRI 表现

(1) 肾实质内肿物,圆形或椭圆形。肿物较大时突出肾表面,压迫肾盂输尿管时出现肾积水表现。

(2) T_1WI 呈低信号,T_2WI 呈高信号,且混杂不均,皮髓质信号差异消失。肿物发生坏死、囊变及出血,呈相应的特征性信号改变。

(3) 肿物周围低信号环,为肿瘤的假包膜,具有一定的特异性。假包膜在 T_2WI 较 T_1WI 清楚。其病理基础是受压迫的肾实质、血管和纤维组织。

(4) 增强扫描,肾癌有不同程度的增强,但强度低于正常肾实质。囊变坏死部分无强化。

(5) 可以转移至同侧肾脏内,也可突破肾包膜进入肾周脂肪,进而侵犯肾筋膜及邻近器官。淋巴结转移时可见肾门、主动脉及下腔静脉旁淋巴结增大,信号不均,甚至相互融合。肾静脉和下腔静脉瘤栓形成时,可见血管腔内异常信号缺损(图 5.1、图 5.2)。

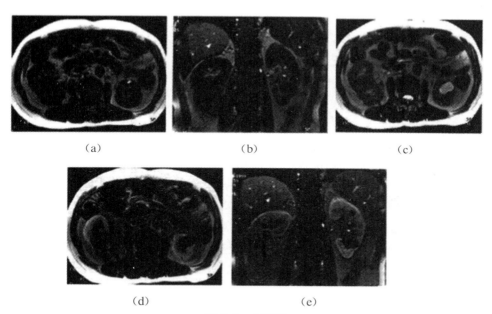

(a)　　　　　　　(b)　　　　　　　(c)

(d)　　　　　　　(e)

图 5.1　右肾癌

患者男性,70 岁。T_2WI 显示右肾下极不均匀混杂信号区,与肾实质分界不清[图 5.1(c)];T_1WI 肿瘤呈不均匀低信号[图 5.1(a)、图 5.1(b)];增强扫描示肿瘤不均匀强化[图 5.1(d)、图 5.1(e)]。左肾病变为囊肿。

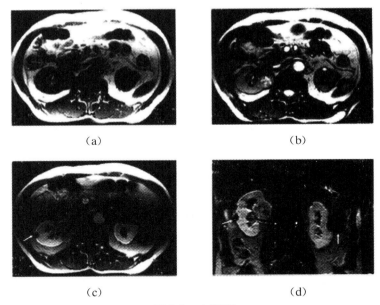

(a)　　　　　　　　　　　　　(b)

(c)　　　　　　　　　　　　　(d)

图 5.2　右肾癌

　　患者男性,76 岁。T_2WI 显示右肾体内后部圆形高信号区,内部散在点状更高信号[图 5.2(b)];TWI 肿瘤呈低信号,中间信号更低[图 5.2(a)];增强扫描示肿瘤不均匀轻度强化[图 5.2(c)、图 5.2(d)],中间无强化。近包膜病变为肾囊肿。

肾癌的 MRI 分期如下:

Ⅰ期:肿瘤局限于肾包膜内。

Ⅱ期:肿瘤突破肾包膜,但仍局限于肾筋膜囊内。

Ⅲ期:肿瘤侵犯同侧肾静脉、淋巴结及下腔静脉。

Ⅳ期:远处转移或累及除同侧肾上腺外的其他器官。

MRI 在判断肿瘤是否突破肾包膜时仍有困难,不易区分Ⅰ期或Ⅱ期。

(五)诊断要点

(1)血尿、腹部肿块和腰部疼痛临床"三联征"。

(2)肾实质内异常信号区;肿块周围假包膜征;增强扫描呈不规则不同程度强化;肾盂肾盏变形。

(六)鉴别诊断

(1)肾囊肿出血。

(2)肾盂癌。

(3)肾淋巴瘤。

(4)肾血管肌肉脂肪瘤。

(5)肾转移瘤。

三、肾盂癌

（一）概述

肾盂癌（carcinoma of renal pelvis）是起源于肾盂或肾盏黏膜上皮的恶性肿瘤，分为三种：移行细胞癌、鳞状细胞癌和腺癌。移行细胞癌占 90%，男性多于女性，60～80 岁高发。预后与细胞分化、浸润、症状长短有关。鳞状细胞癌占 8%，可与肾移行细胞癌同时发生。腺癌极少见。

（二）病理

移行细胞癌：肾盂表面粗糙、突起，可有溃疡，向实质浸润，也可呈乳头状突起，有蒂与肾盂相连，表面多有溃疡。常发生输尿管和膀胱转移。鳞状细胞癌和腺癌：以向黏膜下和肾实质浸润为主。三者均可引起肾盂、肾盏的扩张、变形和移位。

（三）临床表现

早期即可出现全程血尿，不伴有其他症状。随着肿瘤的生长，相继出现肾区疼痛和肾区包块。

（四）MRI 表现

（1）肾盂内实质性肿物，肾盂、肾盏受压呈离心性移位。
（2）肿物边缘光滑，信号强度均匀，加权像可与皮质信号相等或短信号。
（3）肿瘤可向肾实质内浸润，肾皮髓质分界消失。
（4）输尿管阻塞时，肾盂扩张。
（5）晚期肾门、腔静脉周围可有肿大淋巴结。

（五）诊断要点

（1）临床多以血尿为首发症状。
（2）肿物位于肾盂内，肾盂离心性扩张移位。

（六）鉴别诊断

本病需要与突向肾盂的肾癌相鉴别。

四、肾母细胞瘤

（一）概述

肾母细胞瘤（nephroblastoma）又称为肾胚胎瘤、Wilm's 瘤，起源于肾脏内残存的未成熟的胚胎组织,占小儿恶性肿瘤的 20%。多见于 5 岁以下儿童,成人极罕见。男女发病率无明显差异。

(二) 病理

肾母细胞瘤可发生于肾脏的任何部位,大部分为单侧性。外观呈巨块形,一般有完整包膜,边界清楚,内部常有囊性变。镜下主要是胚胎性肉瘤细胞和上皮细胞以及它们的过渡形态。分化好的可见肌肉、骨骼和脂肪成分。肿瘤生长迅速,压迫肾组织,引起肾盂肾盏的变形移位。常穿破肾包膜进入肾周组织,或侵犯肾静脉和下腔静脉,易随血行转移至肺、肝脏,骨和脑转移少见。

(三) 临床表现

常为无症状的上腹部包块,向胁部突出,表面光滑,较固定。肿块较大时牵拉肾包膜引起腹痛和腰痛。肿块压迫肾动脉致肾缺血引起高血压,侵犯肾盂肾盏可出现血尿。

(四) MRI 表现

(1) 肾实质内巨大肿块,边缘清晰,呈分叶状。

(2) 肿瘤在 T_1WI 上呈中等信号,T_2WI 呈高信号。肿瘤内部坏死囊变呈液性信号,出血时呈高信号。

(3) 5%～10% 的患者双侧肾脏发病。

(4) 可有肾门、主动脉旁淋巴结转移,表现为淋巴结肿大融合及信号改变。

(5) 增强扫描,肿块明显强化,但强化程度低于正常肾实质(图 5.3)。

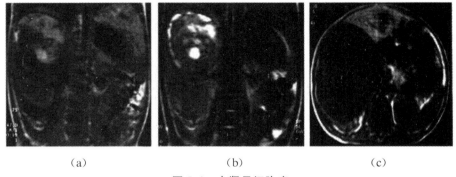

|(a)|(b)|(c)|

图 5.3　右肾母细胞瘤

患者女性,3 岁。T_2WI 显示右肾上极有一直径为 5.0 cm 高信号区,内部散在不规则的更高信号区,与肾实质分界呈线样低信号[图 5.3(b)];T_1WI 肿瘤呈不均匀低信号,伴不规则高信号区[图 5.3(a)、图 5.3(c)]。

（五）诊断要点

（1）儿童发病，以腹部肿块为特征。
（2）MRI 显示肾实质巨大肿物，边缘清楚，呈分叶状。

（六）鉴别诊断

（1）巨大肾癌。
（2）肾上腺神经母细胞瘤。
（3）多灶性良性肾肿瘤和囊性肾母细胞瘤相鉴别。

五、肾转移瘤

（一）概述

肾转移瘤（metastases of kidney）并不少见，但临床症状不多，常被原发瘤所掩盖。转移瘤的来源依次是：肺、结肠、黑色素瘤、颅内肿瘤、乳房、子宫和睾丸肿瘤，极少数原发灶不明确。

（二）病理

转移瘤位于肾实质内，多数病例为多个肿块，可以双侧发病。肿物往往较小，不改变肾的轮廓，但常伴有坏死。

（三）临床表现

肾转移瘤症状轻，常被原发肿瘤症状掩盖。常在体检 B 超、CT 时发现。

（四）MRI 表现

（1）单侧或双侧肾实质内孤立或多个异常信号区，边缘常不清楚。肾脏多增大，但轮廓多无改变。正常的皮髓质差异消失。
（2）转移瘤信号依组织来源不同呈各种各样表现，一般在 T_1WI 上呈等或低信号，在 T_2WI 上呈高信号。
（3）某些转移瘤，如淋巴瘤，见腹膜后淋巴结肿大融合。

（五）诊断要点

（1）原发恶性肿瘤的临床病史。
（2）肾实质内的多发异常信号区，皮髓质差异消失。

（六）鉴别诊断

（1）单发转移瘤与肾细胞癌相鉴别。

（2）多发转移瘤与多囊肾相鉴别。

六、膀胱癌

（一）概述

膀胱癌（carcinoma of bladder）的人群发病率为 3.6/10 万，男女之比为 3.7∶1，40 岁以上患者占大多数。约 90%的病例是移行上皮癌，其次是腺癌和鳞癌。

（二）病理

膀胱癌好发于膀胱三角区，其次是膀胱侧壁。大多数为单发，也可多发，多发者占膀胱癌患者总数的 16%～25%。早期病变呈单纯的乳头状，进而呈息肉状或菜花状，外生性生长，可突入膀胱内。后期可向膀胱壁浸润性生长，使膀胱壁增厚或呈结节状。肿瘤表面可坏死形成溃疡。常见的转移淋巴结依次是：闭孔组淋巴结、髂外中组淋巴结、髂内及髂总淋巴结。

（三）临床表现

常见无痛性间歇性肉眼血尿。肿瘤位于膀胱底部颈部时，或肿瘤浸润膀胱壁深层时可出现尿频、尿急、尿痛等膀胱刺激症状。晚期出现排尿困难、尿潴留及膀胱区疼痛等。

（四）MRI 表现

（1）肿瘤小于 1 cm 时，仅表现为膀胱壁的局部增厚，信号改变不明显。

（2）较大肿瘤表现为突入腔内肿块，可有蒂或呈斑块状、分叶状。

（3）T_1WI 肿瘤信号强度介于尿液和脂肪之间；T_2WI 肿瘤信号与尿液信号相似或稍低。

（4）浸润程度的判断：膀胱壁受侵表现为 T_2WI 低信号环中断、破坏；膀胱周围受侵表现为膀胱壁与周围高信号脂肪界面模糊或高信号脂肪内出现灰色信号团块。前列腺及精囊的浸润表现为与肿瘤相邻部分出现与肿瘤相似的异常信号（图 5.4）。

（五）诊断要点

（1）临床表现为间歇性、无痛性肉眼血尿，甚至有尿频、尿急、尿痛等膀胱刺激征。

（2）膀胱壁肿块向腔内突出，向膀胱壁外浸润。

（六）鉴别诊断

（1）膀胱充盈不佳致膀胱壁增厚。

（2）慢性膀胱炎。

（3）盆腔放疗致膀胱壁增厚。

（4）膀胱乳头状瘤。

（5）前列腺增生或前列腺癌。

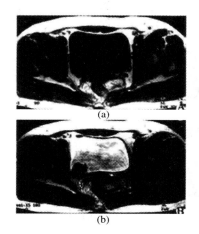
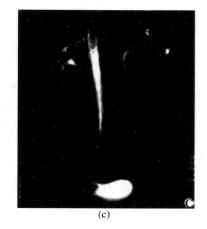

图 5.4　膀胱癌

　　患者女性,44 岁。T_2WI 显示膀胱右后壁不均匀高信号肿物,突入膀胱腔内,边缘分叶[图 5.4(b)];T_1WI 肿物呈略低信号(与肌肉比)[图 5.4(a)];MRU 显示膀胱右部充盈缺损[图 5.4(c)]。

第二节　泌尿系统感染性病变

一、肾结核

（一）概述

　　肾结核(renal tuberculosis)是一种结核杆菌感染的慢性肾脏疾病,占泌尿系统疾病的 14%～16%,占所有肺外结核病的 20%。原发病灶大多是肺结核。

（二）病理

早期结核灶位于肾小球,绝大多数能自行修复。当抵抗力低下时病变向髓质发展,在皮髓质交界处形成结核结节,继而发生干酪坏死,溃破后与肾盂相通,形成空洞。典型结核结节中心为干酪坏死,周围为类上皮细胞及郎格罕细胞,外围为淋巴细胞和纤维组织。肾盂肾盏黏膜受结核菌侵袭增厚,继而溃疡、坏死和广泛的纤维化,致肾盂肾盏变形狭窄,肾盂积水、积脓。晚期病灶内钙质沉积形成钙化。肾结核可扩散至肾周围形成肾周围炎或肾周围寒性脓肿。亦可经尿液蔓延至输尿管和膀胱。

（三）临床表现

（1）消瘦、虚弱、发热、盗汗等全身症状。

（2）可以有血尿、脓尿,伴有腰部钝痛。

（3）膀胱刺激征:尿频、尿急、尿痛占 80% 以上,且逐渐加重。

（四）MRI 表现

（1）早期肾脏体积稍增大;晚期可缩小,形态不规则。

（2）T_1WI 皮髓质差异消失,实质内有多个大小不等低信号空洞,壁形态不规则;T_2WI 呈高信号。

（3）肾窦变形移位,甚至消失。

（4）病变穿破肾包膜进入肾周时,肾周脂肪信号消失,肾筋膜增厚。

（5）增强扫描,病变周围增强,中间无变化,呈典型的"猫爪"样特征。

（五）诊断要点

（1）临床表现为逐渐加重的尿频、尿急、尿痛、血尿、脓尿及结核全身症状。

（2）肾实质内单个或多个空洞,壁形态不规则,肾窦变形。增强后呈"猫爪"样特征。

（六）鉴别诊断

（1）肾囊肿:肾内单个或多个空洞易和肾囊肿混淆。肾囊肿多呈圆形,信号均匀,边缘清楚,增强扫描时无强化。

（2）肾癌:单个肾结核结节早期不易和肾癌鉴别。增强扫描和尿液检查可资鉴别。

（3）慢性肾盂肾炎。

二、肾脓肿和肾周脓肿

（一）概述

肾脓肿（renal abscess）为肾实质内局限性炎症液化坏死所致的脓液积聚。最主要原因是血行性感染，极少部分来源于尿路系统感染，如肾盂肾炎。肾周脓肿（perinephric abscess）系肾包膜和肾筋膜之间脂肪、结缔组织发生化脓性感染形成的脓肿。以右侧多见，大部分是由于肾脓肿穿破肾包膜所致。

（二）病理

早期为肾实质内的多个微小脓肿，伴有周围水肿。小脓肿相互融合形成大的肿块，坏死液化形成大的脓腔。慢性肾脓肿坏死区周围是富含血管的增厚的肉芽组织和纤维层。肾脓肿穿破肾包膜扩散到肾周围形成肾周脓肿。

（三）临床表现

急性起病，持续性高热、腰痛及肾区叩击痛。脓肿向上发展可致同侧胸腔积液，累及腰大肌时，同侧下肢不能伸展。慢性期患者临床症状多不明显。

（四）MRI 表现

（1）急性肾脓肿早期肾脏增大，皮髓质差异消失，T_1WI 上肾实质信号降低。

（2）脓肿形成时，T_1WI 上病灶中央低信号，T_2WI 上高信号；病灶周围在 T_1WI 和 T_2WI 上均呈低信号。脓肿内出现气体，在 T_1WI、T_2WI 上均为极低信号的小圆形影。

（3）肾周脓肿形成时，表现为肾周围异常信号，其信号特点与肾内脓肿相似。同侧肾筋膜可增厚，腰大肌轮廓模糊。

（4）增强扫描，病变中央无增强，而周围强化明显。

（五）诊断要点

（1）典型的临床表现：持续高热和腰疼。

（2）脓肿中央呈液化组织信号，周围呈肉芽组织和纤维组织信号。

（3）增强扫描时，脓肿中央无强化，周围强化明显。

（六）鉴别诊断

（1）肾癌：早期肾脓肿未完全液化和肾癌信号类似。

（2）肾囊肿感染：囊肿感染时囊壁增厚，与肾脓肿信号相似。

（3）肾结核：MRI 表现相近,临床表现可资鉴别。

第三节　泌尿系统结石

泌尿系统结石大多以肾结石为发源地。肾结石向下移动停留在不同部位形成不同的结石,如输尿管结石、膀胱结石和尿道结石。泌尿系统结石极少用 MRI 检查,大多是在其他疾病 MRI 检查时意外发现。结石按其化学成分分为以下几类:

（1）草酸盐结石：占 90%,多数为草酸钙,硬度较大,密度极高。

（2）磷酸盐结石：体积较大,硬度小,密度低。

（3）尿酸和尿酸盐结石：体积小,硬度和密度较草酸盐结石低。

（4）其他结石：极少见。包括胱氨酸结石、黄嘌呤结石、氨苯蝶啶结石、软结石和含胆固醇结石等。

一、肾结石

（一）概述

肾结石（renal calculi）是指发生于肾盂肾盏内的结石。肾结石占泌尿系统结石的 86%以上,多发生于青壮年男性,男女之比为（4～10）:1,两侧发病率相等,两侧同时发病者占 10%。结石大多位于肾盂和肾下盏内。

（二）病理

主要改变是结石对肾脏的直接损伤、尿路梗阻和继发感染。结石对肾盂肾盏的直接损伤导致黏膜溃疡,最后纤维瘢痕形成。肾结石引起的梗阻多是不完全性的,肾盂肾盏扩张较轻;若结石发生在肾盂、输尿管交界处,则肾盂肾盏积水较重,肾皮质受压萎缩。

（三）临床表现

肾结石的症状取决于结石的大小、形状、部位以及有无并发症等。主要有三大症状:腰部疼痛、血尿和排砂石史。疼痛为钝痛或绞痛,放射到阴部区域,发作时多伴有肉眼或镜下血尿。

（四）MRI 表现

（1）微小肾结石 MRI 不易显示。

（2）在 T_1WI 和 T_2WI 上，结石均呈低信号，T_2WI 上低信号更为明显，表现为高信号尿液中的暗区。结石成分不同，其信号也有差异。

（3）结石较大阻塞肾盏时，相应近端肾盏扩张，杯口消失。肾盂输尿管交界处结石可致肾盂积水，肾实质变薄。

（4）MRU 检查可立体显示肾盂肾盏扩张的部位、程度。

（五）诊断要点

（1）典型的血尿、腰部疼痛和排砂石史。

（2）在 T_1WI、T_2WI 上呈低信号以及相应近端肾盂肾盏的继发性扩张。

（六）鉴别诊断

本病需要和孤立的肾结核钙化块相鉴别。

二、输尿管结石

（一）概述

输尿管结石（ureteral calculi）绝大部分来源于肾结石，易停留在输尿管的三个生理性狭窄处。中年发病多，男女之比为 5∶1，两侧发病率无差异。

（二）病理

输尿管结石刺激管壁致局部管壁的溃疡、纤维组织增生，进而管壁增厚、管腔狭窄。结石部位以上输尿管、肾盂肾盏积水扩张，扩张程度与结石大小和发病时间有关。长期梗阻可致肾实质萎缩。

（三）临床表现

主要有突发性绞痛，向阴部和大腿内侧放射，伴有血尿。

（四）MRI 表现

（1）输尿管、肾盂积水、扩张，肾实质变薄等。

（2）常规 SE 序列扫描，扩张的输尿管下部出现低信号块，T_2WI 图像上更明显。

（3）MRU 图像扩张的输尿管高信号突然中断，下方见低信号的结石影。

（五）诊断要点

（1）典型的症状：突发绞痛和血尿。

（2）肾盂、输尿管扩张，其下部低信号结石。

（六）鉴别诊断

（1）输尿管先天狭窄。
（2）后天输尿管瘢痕。
（3）输尿管肿瘤。

三、膀胱结石

（一）概述

膀胱结石（vesical calculi）主要发生于老年男性和幼年，女性极少见。可来源于肾、输尿管结石的排泄或由膀胱异物引起。

（二）病理

膀胱结石单个多见，大小不一，小如砂石，大者可占据整个膀胱，形态多为圆形、卵圆形。结石刺激膀胱壁引起膀胱壁充血水肿或出血，甚至形成溃疡。长期的结石梗阻影响尿液的排出，刺激膀胱肌肉纤维组织肥大，引起膀胱壁增厚。长期刺激可诱发膀胱癌。

（三）临床表现

典型症状为疼痛、血尿和排尿困难。疼痛为耻骨联合上或会阴部的钝痛或锐痛，平卧可缓解。排尿困难时轻时重，有时排尿中途尿流突然中断，须改变体位才能继续排尿。黏膜溃疡出血表现为终末血尿。常伴有尿急、尿频症状。

（四）MRI 表现

（1）膀胱内圆形或类圆形异常信号区，T_1WI 和 T_2WI 均为低信号，在 T_2WI 上表现为和高信号尿液形成强烈对比的充盈缺损，边缘锐利清晰。
（2）MRU 三维图像可显示结石的全貌，及其引起的上尿路的积水扩张。
（3）膀胱壁可有增厚。

（五）诊断要点

（1）膀胱结石一般不做 MRI 检查，依靠超声、CT 即可确诊。
（2）典型的临床表现：疼痛、血尿和排尿困难。
（3）结石在 T_1WI 和 T_2WI 均为圆形、卵圆形低信号。

（六）鉴别诊断

（1）膀胱内肿瘤合并钙化。

（2）输尿管下端结石。

（3）膀胱壁的钙化。

第六章 神经系统疾病的 MRI 诊断

第一节 脑 血 管 病

一、高血压性脑出血

(一)临床表现与病理特征

高血压性脑动脉硬化为脑出血常见的原因。患者多有明确病史,突然发病,出血量一般较多。出血多位于幕上,常见于基底核区,也可发生在其他部位。依发病后的时间顺序,脑内出血分为超急性期(<6 h)、急性期(6～72 h)、亚急性早期(4～6 天)、亚急性晚期(1～2 周)及慢性期(>2 周)。脑室内出血常与基底神经核(尤其尾状核)血肿破入脑室有关,影像学检查显示脑室内高密度或出血信号,并可见液平面。小脑及脑干出血少见。脑干出血以脑桥多见,由动脉破裂所致。局部出血多、压力较大时,可破入第四脑室。

(二)MRI 表现

高血压性动脉硬化所致脑内血肿的影像表现与血肿形成的时间密切相关。对早期脑出血,CT 显示优于 MRI。急性期脑出血,CT 表现为高密度,尽管颅底的骨伪影可能使少量幕下出血难以诊断,但 CT 可清楚显示大多数脑出血。一般在出血后 6～8 周,由于出血溶解,CT 表现为脑脊液密度。血肿的 MR 信号多变,并受多种因素影响,除血红蛋白状态外,其他因素包括磁场强度、脉冲序列、红细胞状态、血凝块形成时间、氧合作用等。

MRI 的优点是可以观察血肿的溶解过程。了解血肿的生理学改变,是理解出血信号在 MRI 变化的基础。急性血肿因含氧合血红蛋白及脱氧血红蛋白，在 T_1WI 呈等低信号，在 T_2WI 呈灰至黑色（低信号）；亚急性期血肿因形成正铁血红蛋白，在 T_1WI 及 T_2WI 均呈高信号（图 6.1）。伴随着正铁血红蛋白被巨噬细胞吞噬并转化为含铁血黄素，慢性期血肿在 T_2WI 可见血肿周围的低信号环。以上 MR 信号表现在高场 MRI 尤为明显。

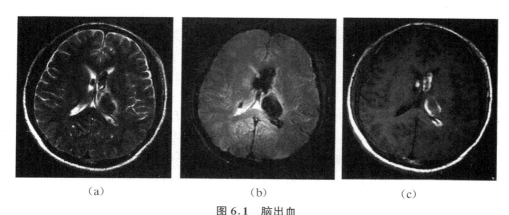

(a)　　　　　　(b)　　　　　　(c)

图 6.1　脑出血

轴面 FSE 高场 T_2WI［图 6.1(a)］；轴面 T_2WI［图 6.1(b)］；轴面 FSE T_1WI［图 6.1(c)］；MRI 显示左侧丘脑血肿，血肿破入双侧侧脑室体部和左侧侧脑室枕角。

二、超急性期脑梗死与急性脑梗死

（一）临床表现与病理特征

脑梗死是临床常见疾病，具有发病率高、死亡率高、致残率高等特点，严重威胁人类健康。伴随着人们对脑梗死病理生理学认识的提高，特别是提出"半暗带"概念和开展超微导管溶栓治疗后，临床需要在发病的超急性期内及时明确诊断，并评价缺血脑组织的血流灌注状态，以便选择最佳治疗方案。

依发病后的时间顺序，脑梗死分为超急性期（<6 h）、急性期（6～72 h）、亚急性期（4～10 天）及慢性期（>10 天）。梗死发生 4 h 后，由于病变区持续性缺血缺氧，细胞膜离子泵衰竭，发生脑细胞毒性水肿；6 h 后，血脑屏障破坏，脑细胞发生坏死，出现血管源性脑水肿；1～2 周后，脑水肿逐渐减轻，坏死的脑组织液化，梗死区内出现吞噬细胞，坏死组织被清除，同时，病变区胶质细胞增生，肉芽组织形成；8～10 周后，较大的病灶形成囊性软化灶，较小的病灶完全吸收。少数缺血性脑梗死在发病 24～48 h 后，可因血液再灌注（损伤）而在梗死区内发生出血，转变为出血性脑梗死。

(二) MRI 表现

MRI 检查是诊断缺血性脑梗死的有效方法,但 MRI 表现与梗死发病后的时间有关。常规 MRI 由于分辨力较低,往往需要在发病 6 h 后才能显示病灶,而且不能明确病变的范围及缺血半暗带大小,也无法区别短暂性脑缺血发作(TIA)与急性脑梗死,因此诊断价值有限。新的 MRI 技术,如功能性磁共振成像检查,可提供丰富的诊断信息,使缺血性脑梗死的 MRI 诊断有了突破性进展。

在脑梗死超急性期,T_2WI 上脑血管可出现异常信号,表现为正常的血管流空消失。增强 T_1WI 可见动脉强化,这种血管内强化是脑梗死最早的征象。它与脑血流速度减慢有关,在发病后 3~6 h 即可显示。血管内强化在皮质梗死(相对深部白质梗死)更多见,一般出现在脑梗死区及其附近,有时也见于大面积的脑干梗死,但在基底核、丘脑、内囊及大脑脚的腔隙性梗死中很少见。

由于脑脊液(CSF)流动伪影及相邻脑皮质部分容积效的干扰,常规 T_2WI 不易显示大脑皮质表面、灰白质交界处、岛叶及脑室旁深部白质的脑梗死病灶,且不易对病变分期。FLAIR 序列可抑制 CSF 信号,使背景信号减低,同时增加病变 T_2 权重成分,显著增加病灶与正常组织的对比,使病灶充分暴露。FLAIR 序列的另一特点是可鉴别陈旧与新发梗死灶。两者均为高信号。但在 FLAIR 序列,陈旧梗死或软化灶因组织液化,内含自由水,T_1 值与 CSF 相似,故通常呈低信号,或低信号伴有周围环状高信号;新发病灶含结合水,T_1 值较 CSF 短,多呈高信号。但 FLAIR 序列仍不能对脑梗死做出精确分期,对超急性期梗死的检出率也不高。应用 DWI 技术有望解决这一问题。

DWI 对缺血脑组织的改变很敏感,尤其是超急性期脑缺血。脑组织急性缺血后,由于缺血缺氧引起细胞膜 Na^+-K^+-ATP 酶泵功能降低,细胞内出现钠水滞留,即细胞毒性水肿。此时水分子弥散运动减慢,表现为 ADC 值下降,而后随着细胞溶解,出现血管源性水肿,最后病灶软化。相应地 ADC 值在急性期降低,在亚急性期多数降低,而后逐渐回升。DWI 图与 ADC 图的信号表现相反,在 DWI 弥散快的组织呈低信号(ADC 值高),弥散慢的组织呈高信号(ADC 值低)。人脑梗死发病后 2 h 即可在 DWI 发现直径 4 mm 的小病灶;发病后 6~24 h,T_1WI 可发现病灶,但与 DWI 比较,病变范围较小,信号强度较低;发病后 24~72 h,DWI 与 T_1WI、T_2WI、FLAIR 显示的病变范围基本一致;72 h 后随诊观察,T_2WI 仍呈高信号,而病灶在 DWI 信号下降,且在不同病理进程中信号表现不同。随时间延长,DWI 信号继续下降,直至表现为低信号,此时 ADC 值升高。因此,DWI 不仅能对急性脑梗死定性分析,还可通过计算 ADC 与 rADC 值做定量分析,鉴别新发与陈旧脑梗死,评价疗效及预后。

DWI、FLAIR、T_1WI、T_2WI 敏感性比较:对于急性脑梗死,FLAIR 序列敏感性高,常早于 T_1WI、T_2WI 显示病变,此时 FLAIR 可取代常规 T_2WI;DWI 显示病

变更敏感,病变与正常组织对比更高,所显示的异常信号范围均不同程度大于常规 T_2WI 和 FLAIR 序列。DWI 敏感性虽高,但空间分辨力较低,在颅底部(如颞极、额中底部、小脑)磁敏感性伪影明显,而 FLAIR 显示这些部位的病变较好。DWI 与 FLAIR 在评价急性脑梗死病变中具有重要的临床价值,两者结合应用可鉴别新、旧梗死病灶,指导临床溶栓及灌注治疗。

　　PWI 显示脑梗死病灶比其他 MRI 更早,且可定量分析 CBF。在大多数急性脑梗死病例,PWI 与 DWI 的表现存在一定差异。在超急性期,PWI 显示的脑组织血流灌注异常区域大于 DWI 的异常信号区,且 DWI 显示的异常信号区多位于病灶中心。缺血半暗带是指围绕异常弥散中心周围的正常弥散组织,它在超急性期灌注减少,随病程进展逐渐加重。如不及时治疗,于发病几小时后,DWI 所示的异常信号区域将逐渐扩大,与 PWI 所示的血流灌注异常区域趋于一致,最后,缺血组织完全进展为梗死组织。可见,在发病早期同时应用 PWI 和 DWI 检查,有可能区分可恢复的缺血脑组织与真正的梗死脑组织(图 6.2、图 6.3)。

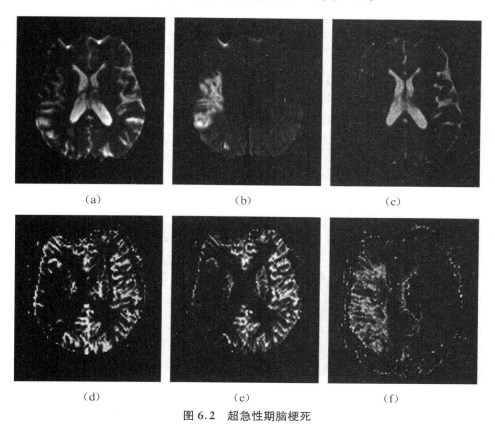

(a)　　　　　　　　(b)　　　　　　　　(c)

(d)　　　　　　　　(e)　　　　　　　　(f)

图 6.2　超急性期脑梗死

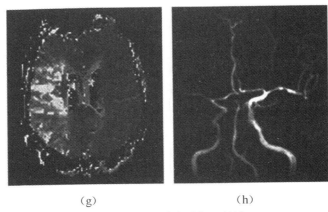

（g） （h）

图 6.2 超急性期脑梗死（续）

轴面 DWI(b＝0)，右侧颞叶大脑中动脉供血区似有稍高信号［图 6.2(a)］；与图 6.2(a)同层面 DWI(b＝1500)显示右侧大片异常高信号［图 6.2(b)］；ADC 图显示相应区域低信号［图 6.2(c)］；PWI 显示右侧颞叶局部 CBF 减低［图 6.2(d)］；PWI 显示右侧颞叶局部 CBV 减低［图 6.2(e)］；PWI 显示右侧颞叶局部 MTT 延长［图 6.2(f)］；较高层面的 PWI 显示右侧颞叶局部 TTP 延长［图 6.2(g)］；冠状面 MRA 显示右侧 MCA 主干闭塞［图 6.2(h)］。

MRS 谱线能反映局部组织代谢物的构成、水平和变化，使脑梗死的研究达到细胞代谢水平。这有助于理解脑梗死的病理生理变化，判断预后和疗效。急性脑梗死[31]P-MRS 主要表现为 PCr 和 ATP 下降，Pi 升高，同时 pH 降低。发病后数周[31]P-MRS 的异常信号可反映梗死病变的代谢状况，提示不同的演变结局。脑梗死发生在 24 h 内，^{1}H-MRS 显示病变区乳酸持续性升高，这与局部组织葡萄糖无氧酵解有关，有时因髓鞘破坏出现 NAA 降低、Cho 升高。

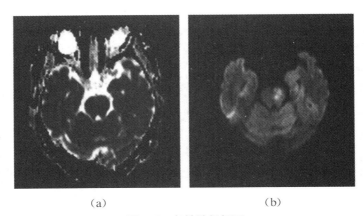

（a） （b）

图 6.3 急性脑桥梗死

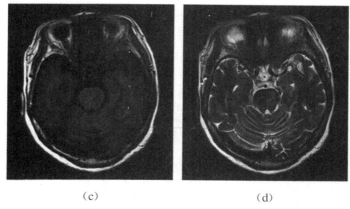

(c)　　　　　　　　　　　(d)

图 6.3　急性脑桥梗死(续)

轴面 ADC 图,脑组织未见明显异常信号[图 6.3(a)];与图 6.3(a)同层面 DWI,左侧脑桥可见斑片状高信号[图 6.3(b)];轴面 FSE T_1WI,左侧脑桥似有稍低信号[图 6.3(c)];轴面 FSE T_2WI,左侧脑桥可见斑片状稍高信号[图 6.3(d)]。

三、静脉窦血栓与闭塞

(一)临床表现与病理特征

脑静脉窦血栓是一种特殊类型的脑血管病,分为非感染性与感染性两大类。前者多由外伤、消耗性疾病、某些血液病、妊娠、严重脱水、口服避孕药等所致,后者多继发于头面部感染,如化脓性脑膜炎、脑脓肿、败血症等疾病。主要临床表现为颅内高压,如头痛、呕吐、视力下降、视盘水肿、偏侧肢体无力、偏瘫等。

本病的发病机制和病理变化不同于动脉血栓形成,脑静脉回流障碍和脑脊液吸收障碍是主要改变。若静脉窦完全阻塞并累及大量侧支静脉,或血栓扩展到脑皮质静脉,会出现颅内压增高和脑静脉、脑脊液循环障碍,进而发生脑水肿、出血及坏死。疾病晚期,严重的静脉血流淤滞和颅内高压将继发动脉血流减慢,导致脑组织缺血、缺氧,甚至梗死。因此,临床表现多样性是病因及病期不同、血栓范围和部位不同,以及继发性脑内病变综合作用的结果。

(二)MRI 表现

脑静脉窦血栓最常发生于上矢状窦,根据形成时间长短,MRI 表现复杂多样(图 6.4),给诊断带来一定困难。急性期静脉窦血栓通常在 T_1WI 呈中等或明显高信号,T_2WI 显示静脉窦内极低信号,而静脉窦壁呈高信号。随着病程延长,血栓在 T_1WI 及 T_2WI 均呈高信号;有时 T_1WI 血栓边缘呈高信号,中心呈等信号,这与脑内血肿的表现一致。T_2WI 显示静脉窦内流空信号消失,随病程发展静脉窦可能萎缩、闭塞。

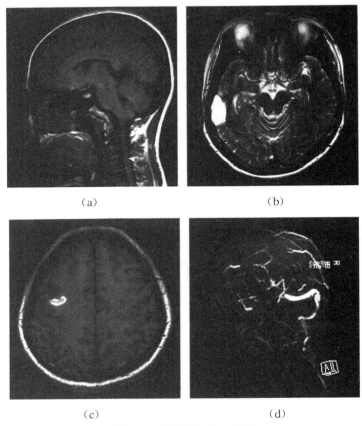

（a）　　　　　　　　　　（b）

（c）　　　　　　　　　　（d）

图 6.4　静脉窦血栓与闭塞

　　矢状面 FSE T_1WI 显示上矢状窦中部及后部异常信号［图 6.4（a）］;轴面 FSE T_2WI 显示右颞部异常长 T_2 信号,病变周边脑组织内见小片低信号(含铁血红素沉积)［图 6.4（b）］;轴面 FSE T_1WI 显示右额叶高信号出血灶［图 6.4（c）］;冠状面 MRV 显示上矢状窦、右侧横窦及乙状窦闭塞［图 6.4（d）］。

　　需要注意的是,缩短 TR 时间可使正常人脑静脉窦在 T_1WI 信号增高,应与静脉窦血栓鉴别。由于流入增强效应,正常人脑静脉窦的流空信号在 T_1WI 可呈明亮信号,类似静脉窦血栓表现。另外,血流缓慢也可使静脉窦信号强度增高;颞静脉存在较大逆流,可使部分发育较小的横窦呈高信号;乙状窦和颈静脉球内的涡流也常在 SE T_1WI 和 T_2WI 形成高信号。因此,对于疑似病例,应通过延长 TR 时间、改变扫描层面以及 MRV 检查进一步鉴别。

　　MRV 因可以反映脑静脉窦的形态和血流状态,对诊断静脉窦血栓有一定优势。静脉窦血栓的直接征象为受累静脉窦闭塞、不规则狭窄和充盈缺损。由于静脉回流障碍,常见脑表面及深部静脉扩张、静脉血淤滞及侧支循环形成。但是,当存在静脉窦发育不良时,MRI 及 MRV 诊断本病存在困难。注射 Gd 对比剂后进行增强 MRV 可得到更清晰的静脉图像,弥补这方面的不足。大脑除了浅静脉系统,还有深静脉系统。后者包括 Galen 静脉和基底静脉。增强 MRV 显示深静脉比平扫 MRV 更清晰。若 Galen 静脉形成血栓,可见局部引流区域(如双侧丘脑、尾状核、壳核、苍白球)脑水肿,侧脑室扩大。一般认为 Monro 孔梗阻由水肿造成,而非静脉压升高所致。

四、脑动脉瘤

(一)临床表现与病理特征

脑动脉瘤是脑动脉的局限性扩张,发病率较高。患者的主要症状有出血、局灶性神经功能障碍、脑血管痉挛等。绝大多数囊性动脉瘤是先天性血管发育不良和后天获得性脑血管病变共同作用的结果,此外,创伤和感染也可引起动脉瘤。高血压、吸烟、饮酒、滥用可卡因、避孕药、某些遗传因素也被认为与动脉瘤形成有关。

动脉瘤破裂的危险因素包括瘤体大小、部位、形状、多发、性别、年龄等。瘤体大小是最主要因素,基底动脉末端动脉瘤最易出血,高血压、吸烟及饮酒增加破裂危险性。32%～52%的蛛网膜下腔出血为动脉瘤破裂引起。治疗时机不同,治疗方法、预后和康复差别很大。对于未破裂的动脉瘤,目前主张早期诊断、早期行外科手术治疗。

(二)MRI 表现

动脉瘤在 MRI 呈边界清楚的低信号,与动脉相连。血栓形成后,随血红蛋白代谢阶段不同,MR 信号强度可不同(图 6.5),据此可判断血栓范围、瘤腔大小及是否合并出血。瘤腔多位于动脉瘤的中央,呈低信号;如出现血液滞留,可呈高信号。

动脉瘤破裂时常伴蛛网膜下腔出血。两侧大脑间裂的出血常与前交通动脉瘤破裂有关,外侧裂的出血常与大脑中动脉瘤破裂有关,第四脑室内血块常与小脑后下动脉瘤破裂有关,第三脑室或双侧侧脑室内血块常与前交通动脉瘤和大脑中动脉瘤破裂有关。

五、脑血管畸形

(一)临床表现与病理特征

脑血管畸形包括动静脉畸形、毛细血管扩张症、海绵状血管瘤(最常见的隐匿性血管畸形)、脑静脉畸形或静脉瘤等,往往与胚胎发育异常有关。其中,动静脉畸形最常见,为迂曲扩张的动脉直接与静脉相连,中间没有毛细血管。畸形血管团的大小不等,多发于大脑中动脉系统,幕上多于幕下。由于存在动静脉短路,动静脉畸形使邻近的脑组织呈低灌注状态,易形成缺血或梗死。畸形血管易破裂,引起自发性出血。临床表现有癫痫发作、血管性头痛、进行性神经功能障碍等。

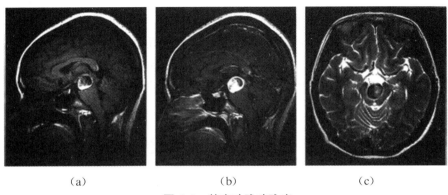

(a)　　　　　　　　　(b)　　　　　　　　　(c)

图 6.5　基底动脉动脉瘤

矢状面 FSE T_1WI 显示脚间池圆形混杂信号病变,内部可见流动伪影[图 6.5(a)];增强 T_1WI 可见动脉瘤的囊壁部分明显强化[图 6.5(b)];轴面 FSE T_2WI 显示动脉瘤内以低信号为主的混杂信号[图 6.5(c)]。

(二)MRI 表现

MRI 显示动静脉畸形处流空现象,即环状、线状或团状低信号结构(图 6.6),代表血管内高速血流。在静脉注射 Gd 对比剂后,高速血流的血管通常不强化,而低速血流的血管往往明显强化。GRE-T_2WI 有助于评价局部的出血性改变。CT 显示形态不规则、边缘不清楚的等密度或高密度点状、弧线状血管影,提示血管钙化。

脑海绵状血管瘤并不少见,MRI 诊断敏感性、特异性及对病灶结构的显示均优于 CT。典型病变在 T_1WI 及 T_2WI 呈高信号或混杂信号,部分病例可见桑葚状或网络状结构。在 T_2WI,病灶周边常见低信号的含铁血黄素。在 GRE-T_2WI,因出血使磁敏感效应增加,低信号更明显,发现小海绵状血管瘤更容易。部分海绵状血管瘤具有生长趋势,随访 MRI 可了解其演变情况。

毛细血管扩张症也是脑出血的原因之一。MRI 显示微小的灶性出血病灶时,可提示诊断。由于病变含有相对缓慢的血流,注射对比剂后可见强化表现。CT 扫描及常规血管造影检查,往往为阴性结果。

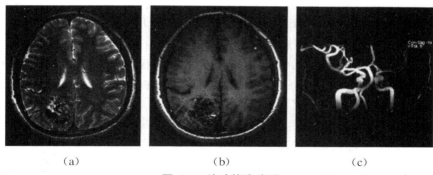

(a) (b) (c)

图 6.6 脑动静脉畸形

轴面 T_2WI 显示右顶叶混杂流空信号及增粗的引流静脉[图 6.6(a)];轴面 T_1WI 显示团块状混杂信号;MRA 显示异常血管团、供血动脉、引流静脉[图 6.6(b)]。

脑静脉畸形或静脉瘤引起脑出血少见,典型表现为注射 Gd 对比剂后,病变血管在增强 T_1WI 呈"水母头"样改变,经中央髓静脉引流(图 6.7)。较大的静脉分支在平扫 MRI 可呈流空信号,质子密度像有时可见线形高信号或低信号。由于血流速度缓慢,PC MRA 检查时如选择恰当的流速参数,常可显示异常静脉。血管造影检查时,动脉期表现正常,静脉期可见扩张的髓静脉分支。本病合并海绵状血管瘤时,可有出血表现。

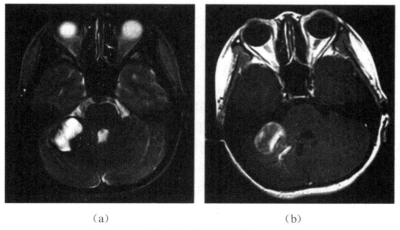

(a) (b)

图 6.7 脑静脉畸形

轴面 T_1WI 显示右侧小脑异常高信号,周边有含铁血黄素沉积(低信号环)[图 6.7(a)];轴面增强 T_1WI 可见团块状出血灶及"水母头"样静脉畸形[图 6.7(b)]。

六、脑小血管病

（一）临床表现与病理特征

脑小血管病（cerebral small vessel disease，CSVD）是指血管内径小于 0.4 mm 的脑内小血管病变所导致的疾病。这些小血管病变主要有管壁玻璃样变、脂质玻璃样变、纤维素性坏死和淀粉样物质沉积。小血管病变会导致局部的脑组织异常。脑部损害主要表现为多发的腔隙性梗死灶和白质变性（又称白质疏松）。因 CSVD 的病变部位多在皮质下，故又称皮质下缺血性血管病（subcortical ischemic vascular disease，SIVD）。发生脑组织损伤后，相当一部分 CSVD 患者并不出现相应的临床症状，有些出现认知功能障碍、老年情感障碍、步态异常、缺血性脑卒中和脑内微出血。目前已知高龄和高血压为 CSVD 的危险因素。

（二）MRI 表现

CSVD 相关的 MRI 表现包括多发腔隙性脑梗死、脑白质疏松、脑微出血和脑血管周围间隙扩大（图 6.8）。分述如下：

（1）CSVD 导致的腔隙性脑梗死病灶直径往往小于 5 mm，在 T_1WI 呈明显低信号，在 T_2WI 呈高信号。病变主要分布在皮质－皮质下区域、基底核区、丘脑、脑干及小脑。T_2-FLAIR 可鉴别腔隙性脑梗死和血管周围间隙扩大，前者表现为环绕血管的高信号，后者表现为血管周围的均匀低信号。需要注意的是，并非所有的腔隙性脑梗死均由 CSVD 所致。皮质下小梗死病灶也见于较大动脉粥样硬化性狭窄造成的远端低灌注，或是斑块破裂形成的小栓子引起微血管栓塞。栓子也可能是心源性的。

（2）脑白质疏松是一个神经影像学术语，主要指脑室周围或皮质下白质、半卵圆中心、放射冠等处发生的缺血性损伤及脱髓鞘改变，在 CT 呈低密度，在 MRI T_2WI 呈白质内大小与形状各异的高信号，边界不清。在 T_2-FLAIR 显示效果更好。病变具体表现包括：① 异常高信号围绕侧脑室前、后角位于放射冠区。② 围绕侧脑室形成条状、环形高信号。③ 深部白质或基底核区斑点状高信号。④ 脑白质内斑片状高信号。⑤ 脑白质弥漫性高信号，指小灶病变合成大片，形成遍布白质区的弥漫性高信号。

（3）脑微出血又称点状出血、陈旧性脑微出血、静息性脑微出血及出血性腔隙，指 GRE-T_2WI 或 SWI 显示的 2～5 mm 小灶样、圆形、性质均一的信号缺失或低信号改变，病灶周围无水肿现象。这些病灶可是新近的出血，也可是陈旧的含铁血黄素沉积。

（4）脑血管周围间隙是指围绕在脑穿通动脉和其他小动脉周边的间隙。扩大的血管周围间隙直径通常为 3 mm，有时可达 15 mm，其典型 MRI 表现为在 FSE T_2WI 呈高信号，在 T_1WI 和 T_2WI FLAIR 呈低信号，边界清晰。与脑皮质梗死相比，血管周围间隙扩大与深部脑梗死的相关性更大，提示其与小血管病有关。

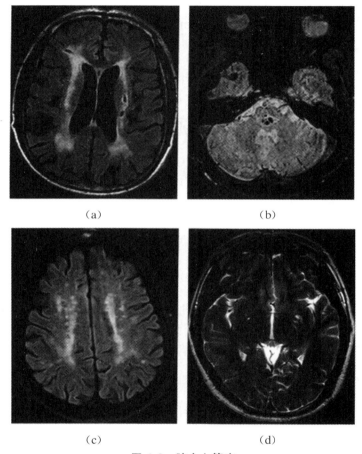

（a）　　　　　　　　　（b）

（c）　　　　　　　　　（d）

图 6.8　脑小血管病

轴面 T_2WI FLAIR，左侧脑室旁可见 2 个腔隙梗死灶［图 6.8（a）］；轴面 SWI 显示脑干微出血形成的多个低信号小灶［图 6.8（b）］；轴面 T_2WI FLAIR，两侧半卵圆中心可见多发的斑点及斑片状高信号，提示脑白质疏松［图 6.8（c）］；轴面 FSE T_2WI，在双侧基底核区可见血管周围间隙扩大形成的点状高信号［图 6.8（d）］。

（三）鉴别诊断

CSVD 需与 CADASIL 鉴别。后者中文全称为伴皮质下梗死和白质脑病的常染色体显性遗传性脑动脉病（cerebral autosomal dominant angiopathy with sub-cortical infarcts and leukoencephalopathy，CADASIL）是一种特殊类型的脑小血

管病或血管性痴呆病,家族性患病倾向明显,主要临床表现为复发性缺血性卒中和进展性认知障碍,患者多在青壮年时期发病,男女均可,常伴有偏头痛和情感障碍,但无高血压、动脉粥样硬化等异常。50 岁以上发病少见。MRI 显示病变主要发生在脑白质(长 T_2 信号),提示弥漫性脱髓鞘、白质疏松、多发皮质下梗死小灶(直径 <30 mm)、腔隙性脑梗死(直径 <15 mm)等异常,多伴有白质萎缩和脑室增大。CADASIL 有时累及基底核和丘脑。

第二节　颅 内 肿 瘤

一、总论

颅脑肿瘤的基本 MRI 表现如下:

(一)占位征象

由于颅腔容积固定,颅内肿瘤几乎均有占位效应。产生占位效应的原因主要是:① 肿瘤本身。② 瘤周水肿。③ 瘤周胶质增生。④ 肿瘤继发病变,出血、脑积水等。

不同部位的肿瘤有不同征象。

(1)幕上半球占位征象:① 脑室系统(主要是双侧脑室、三脑室)变形、移位。② 肿瘤附近脑沟、脑池变窄或闭塞。③ 中线结构(如大脑镰、透明中隔等)向健侧移位。

(2)幕下半球占位征象:① 四脑室变形、移位,其上位脑室扩大积水。② 同侧脑池变窄(如小脑肿瘤)或轻度扩大(如听神经瘤)。③ 脑干变形、移位。

(3)脑干肿瘤占位征象:① 脑干本身体积膨大。② 相邻脑池受压变窄或闭塞。③ 四脑室变形、后移。

(4)其他如脑室内肿瘤、鞍区肿瘤、松果体区肿瘤均可造成类似改变。上述占位征象在肿瘤较小时,表现不明显,随着肿瘤体积的增大,占位征象则日趋显著。

(二)信号异常

正常成人的脑灰质弛豫时间:$T_1 = 800$ ms,$T_2 = 60$ ms。脑白质弛豫时间为:$T_1 = 500$ ms,$T_2 = 50$ ms。因此,在 T_1WI 图像上,脑白质信号略高于脑灰质;在 T_2WI 图像上,脑白质低于脑灰质。

　　肿瘤的信号特征取决于肿瘤实质的含水量,尤其是细胞外间隙的;以及瘤体内的其他物质(钙化、出血、囊变、脂肪等)。可以归纳为:① 多数肿瘤(因细胞中毒性水肿或瘤体内游离水与结合水的比率增加而)呈长 T_1、T_2 改变。② 少数肿瘤(如脑膜瘤、错构瘤及神经纤维瘤等)与正常脑组织信号接近,需结合发病部位、占位效应等综合判断。③ 其他物质的肿瘤:如含脂肪成分多的肿瘤,因脂肪成分不同可呈短 T_1 高信号、等信号或低信号,以高信号居多。AWI 则特异性较低,为较高信号。瘤内出血,则因出血的不同时间而有不同信号表现,其机制及表现详见脑出血。囊变部位呈长 T_1、T_2 信号,钙化呈长 T_1、T_2 信号,而顺磁性物质则呈短 T_1、T_2 信号改变。

　　良性肿瘤的 T_1、T_2 加权像信号接近正常脑组织,而恶性肿瘤则与正常脑组织的信号差别大,有助于鉴别肿瘤的良恶性。

(三) 脑水肿

　　瘤周水肿和脑肿胀常常同时存在。其发生机制可能为:① 血-脑屏障破坏、血管通透性增加。② 静脉回流障碍,毛细血管内压力增高。③ 组织缺氧和代谢障碍,钠泵减弱,细胞内水分增多。

　　脑水肿分为三度:Ⅰ度,瘤周水肿≤2 cm;Ⅱ度,2 cm<瘤周水肿<一侧大脑半球的宽径;Ⅲ度,瘤周水肿>一侧大脑半球的宽径。

　　脑水肿的范围与肿瘤恶性程度有关,肿瘤恶性程度高,水肿范围大,反之亦然。

　　脑水肿在 MRI 上表现为:T_1WI 上呈现为肿瘤周围的低信号区,T_1WI 呈高信号改变,一般沿脑白质分布,如胼胝体、放射冠、视放射等,可随弓状纤维呈指状伸入大脑皮层的灰质之间。

(四) 脑积水

　　颅内肿瘤可阻塞脑脊液循环通路,形成阻塞性脑积水。脑室内脉络丛乳头状瘤使脑脊液分泌增加,则可形成交通性脑积水。临床上以前者多见。

　　阻塞性脑积水,表现为阻塞部位以上脑室系统扩大,还可以有脑室旁白质水肿,呈现长 T_1、长 T_2 信号改变。其原因为脑室内压力升高,室管膜的细胞连接受损出现裂隙,水分子进入脑室周围组织。脑积水时间长,室管膜受损而出现胶质增生,形成室管膜瘢痕,又可阻止脑脊液漏入脑实质,使脑室周围异常信号减轻,甚至消失。

　　由于肿瘤造成阻塞的部位不同,可出现不同范围的脑积水。单侧室间孔受阻,可出现一侧侧脑室扩大;双侧同时受阻,表现为双侧侧脑室扩大。多见于鞍区肿瘤、第三脑室肿瘤以及透明隔肿瘤等。

　　中脑导水管阻塞,可出现第三脑室和双侧侧脑室扩大。常见于松果体区肿瘤、中脑胶质瘤等。

第四脑室出口阻塞,可造成四脑室以上脑室系统扩大,主要见于幕上占位病变和脑干病变。

脑室内肿瘤亦可形成阻塞性脑积水,第三、第四脑室内的肿瘤易出现。侧脑室体部或三角部肿瘤,可出现侧室下角扩大或者后角扩大。

(五)脑疝

当颅内肿瘤占位效应发展到一定程度,使邻近部位的脑组织从颅腔高压区向低压区移位,从而引起一系列临床综合征,称为脑疝。常见有小脑幕裂孔下疝、枕骨大孔疝和大脑镰疝。

小脑幕裂孔下疝(颞叶钩回疝):是幕上占位病变将海马回和钩回疝挤入小脑幕裂孔,将脑干挤向对侧。MRI表现为中脑受压向对侧移位、旋转或者形态异常;鞍上池、脚间池、四叠体池和环池变形、移位或者闭塞;侧脑室同侧受压,对侧扩大;还可以出现大脑后动脉闭塞等征象。

枕骨大孔疝(小脑扁桃体疝):是颅压增高时,小脑扁桃体经枕骨大孔疝出到椎管内。MRI表现为枕大池消失;阻塞第四脑室而出现上位脑室扩大。

大脑镰疝(扣带回疝):大脑镰呈镰刀形,前部较窄,向后逐渐增宽。幕上半球病变可将同侧扣带回等和中线结构挤向对侧。MRI表现为大脑纵裂、透明中隔和第三脑室离开中线;病侧扣带回移向对侧;严重时基底节和丘脑亦可移至对侧。

较少见的还有直回疝、小脑幕裂孔上疝和切口疝等。

(六)脑内肿瘤和脑外肿瘤的 MRI 表现

脑内肿瘤和脑外肿瘤的 MRI 表现见表 6.1。

表 6.1　脑内肿瘤与脑外肿瘤的 MRI 表现

	脑内肿瘤	脑外肿瘤
起源	脑白质	脑膜、脑神经、胚胎残留、血管或颅骨
部位	主要部分位于脑实质内	位于脑表浅部位
基底	以窄基与硬膜相接触	以宽基与硬膜相连
瘤周水肿	多有,且明显	少见,且轻
颅骨骨质改变	一般无改变	多有增生、破坏、受压变形、骨性管道吸收扩大
脑沟、脑池改变	邻近脑沟、脑池变窄或消失	邻近脑沟、脑池变窄、消失或扩大
脑白质塌陷征	无	有
静脉窦改变	少见	闭塞,多见于脑膜瘤

二、星形细胞瘤

（一）概述

星形细胞瘤（astrocytoma）是最常见的神经上皮性肿瘤，占颅内肿瘤的 13%～26%，占神经上皮源性肿瘤的 40%。男性多于女性，约占 60%。年龄分布在 6 个月至 70 岁，高峰年龄为 31～40 岁，多见于青壮年。

（二）病理

发生部位可发生在中枢神经系统的任何部位，一般成人多见于幕上半球，儿童则多见于幕下。幕上肿瘤好发于额叶、颞叶，并可沿胼胝体侵及对侧。幕下者多发生于小脑。

大体病理分化良好的星形细胞的肿瘤，多位于大脑半球白质，少数可位于灰质并向白质或脑膜浸润，肿瘤没有包膜，有时沿白质纤维或者胼胝体纤维向邻近脑叶或对侧半球发展。含神经胶质纤维多的肿瘤色灰白，与正常白质相似；少数则呈灰红色，质软易碎。肿瘤可有囊变，可为单发或多发，囊内含有黄色液体，称为"瘤内有囊"，如病变形成大囊，囊壁有小瘤结，则称为"囊中有瘤"。分化不良的肿瘤，呈弥漫性浸润性生长，半数以上有囊变，易发生大片坏死和出血。

根据 WHO 的中枢神经系统肿瘤组织学分类，星形细胞的肿瘤包括如下：

（1）星形细胞瘤：纤维型（Ⅱ级）、原浆型（Ⅱ级）、肥大细胞型（Ⅱ级）。

（2）毛状星形细胞型瘤（Ⅰ级）。

（3）室管膜下巨细胞星形细胞瘤（Ⅰ级）。

（4）星形母细胞瘤（Ⅰ、Ⅱ、Ⅳ级）。

（5）分化不良性星形细胞瘤（Ⅲ级）。

（三）临床表现

局灶性或全身性癫痫发作是星形细胞瘤最重要的临床症状。其次是精神改变，神经功能障碍及颅内高压等。

（四）MR 表现

1. 幕上Ⅰ、Ⅱ级星形细胞瘤

大多数Ⅰ、Ⅱ级星形细胞瘤为实体型，位于皮髓质交界处，局部脑沟变平，其瘤体呈明显的长 T_2 高信号，不太明显的长 T_1 低信号，边界较清楚，90% 瘤周不出现水肿，占位征象不明显。少数有轻度或者中度水肿，约 1/4 的病例有钙化，表现为 T_1WI 和 T_2WI 图像上不规则低信号，MR 显示钙化不如 CT。瘤内出血少见（图 6.9）。

注射 Gd-DTPA 增强后,Ⅰ级星形细胞瘤一般不强化,Ⅱ级星形细胞瘤呈轻度强化。

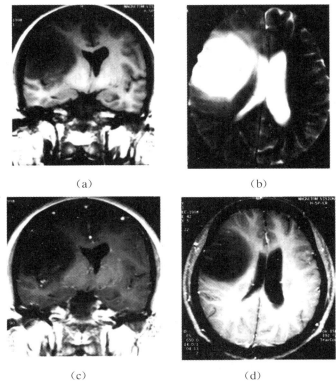

（a）　　　　　　　　　　　　　（b）

（c）　　　　　　　　　　　　　（d）

图 6.9　右额叶星形细胞瘤(Ⅱ级)

　　患者女性,33 岁。右额叶占位性病变,边界欠清,信号不均。T_1WI 以低信号为主[图 6.9(a)];T_2WI 呈高信号,周围脑质水肿[图 6.9(b)];增强扫描病变强化不明显,侧脑室受压变窄,中线轻度左移[图 6.9(c)、图 6.9(d)]。

2.幕上Ⅲ、Ⅳ级星形细胞瘤

　　Ⅲ、Ⅳ级星形细胞瘤属于恶性肿瘤,其 MR 表现:T_1、T_2 值比Ⅰ级Ⅱ级星形细胞瘤延长更明显,瘤体边界不规则,周围脑组织水肿明显,占位效应显著。瘤内出现坏死、囊变或出血时则呈混杂信号,位于额叶、顶叶及颞叶的肿瘤,瘤体可横跨胼胝体向对侧扩散,也可沿侧脑室、第三脑室、中脑导水管及第四脑室的室管膜扩散(图 6.10)。

　　注射 Gd-DTPA 后,肿瘤实体可表现为均一性强化,亦可呈不均匀强化或不规则、不完整环状强化,环壁不均匀,有瘤节,邻近病变的脑膜因浸润肥厚而强化。

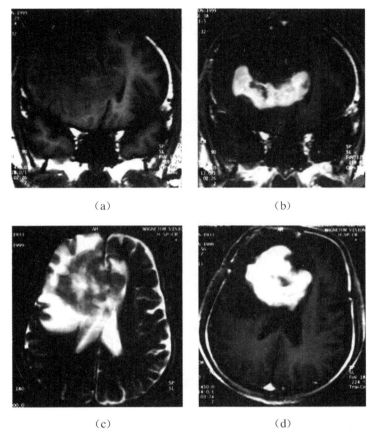

（a）   （b）

（c）   （d）

图 6.10　右额叶星形细胞瘤（Ⅲ～Ⅳ级）

  患者男性，66 岁。右额叶占位性病变，呈浸润性，边界不清。T_1WI 为低信号[图 6.10(a)]；T_2WI 为稍高和高混杂信号[图 6.10(b)]；增强扫描肿块明显强化，并沿胼胝体跨越中线向对侧生长，侧脑室受压变窄，中线左偏囊性或实性[图 6.10(c)、图 6.10(d)]。

3. 小脑星形细胞瘤

  小脑星形细胞瘤 80% 位于小脑半球，20% 位于小脑蚓部，可为囊性或实性（图 6.11）。

  囊性星形细胞瘤在 MRI 图像表现为长 T_2 低信号和长 T_2 高信号改变，边界清楚，少数病变囊壁有钙化，在 T_1WI、T_2WI 上均呈低信号。注射 Gd-DTPA 后，囊壁瘤节不规则强化。

  实性星形细胞瘤则呈不规则的长 T_1 改变、长 T_2 改变，多数伴有坏死、囊变区，肿瘤实性部分有明显强化。

  小脑星形细胞瘤多有水肿，第四脑室受压、闭塞，上位脑室扩大积水，脑干受压前移，脑桥小脑角池闭塞。

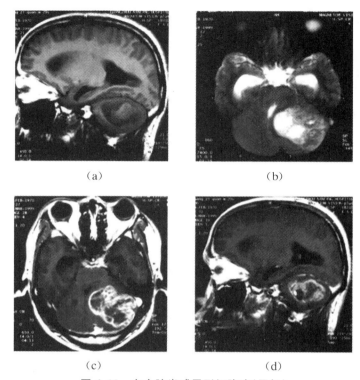

（a）　　　　　　　　　　　（b）

（c）　　　　　　　　　　　（d）

图 6.11　左小脑半球星形细胞瘤（Ⅲ级）

　　患者男性，29 岁。左小脑半球占位性病变，边界清。T_1WI 呈低、等混杂信号［图 6.11（a）］；T_2WI 呈不均匀高信号［图 6.11（b）］；增强扫描示病变呈不规则蜂窝状强化，脑干、四脑室受压变形伴阻塞性脑积水［图 6.11（c）、图 6.11（d）］。

（五）诊断要点

（1）癫痫、精神改变：脑受损定位征象、高颅压表现。

（2）Ⅰ、Ⅱ级星形细胞瘤：T_1WI 为略低信号，T_2WI 为高信号，坏死、囊变少，瘤周水肿轻、强化轻。

（3）Ⅲ、Ⅳ级星形细胞瘤：长 T_1、长 T_2 改变，信号强度不均匀，多见坏死、囊变、出血肿瘤边缘不整，瘤体有不均匀显著强化。瘤周水肿、占位征象重。

（4）小脑星形细胞瘤：多位于小脑半球，表现为"囊中有瘤"或"瘤中有囊"，呈长 T_1、长 T_2 改变，肿瘤实质部分强化明显，易出现阻塞性脑积水。

（六）鉴别诊断

幕上星形细胞瘤鉴别诊断：

（1）单发转移瘤。

（2）近期发病的脑梗死。

（3）颅内血肿吸收期。

（4）脑脓肿。

（5）非典型脑膜瘤。

（6）恶性淋巴瘤。

幕下星形细胞瘤鉴别诊断：

（1）髓母细胞瘤。

（2）室管膜瘤。

（3）血管网状细胞瘤。

（4）转移瘤。

三、少突胶质细胞瘤

（一）概述

少突胶质细胞瘤（oligodendroglioma）占颅内肿瘤的 1%～4%，约占胶质细胞瘤的 7%，男性多于女性，好发年龄 30～50 岁，高峰年龄 30～40 岁。

（二）病理

发病部位：本病绝大多数发生于幕上，约占 96%。特别常见于额叶，其次为顶叶、颞枕叶等。

大体病理：少突胶质细胞瘤一般为实体，色粉红，质硬易碎，境界可辨，但无包膜，瘤向外生长，有时可与脑膜相连，肿瘤深部也可囊变，出血坏死不常见，约 70% 的肿瘤内有钙化点或钙化小结。

根据 WHO 的组织学分类，少突胶质细胞瘤包括：少突胶质细胞瘤（Ⅱ级很少，Ⅰ级），少突胶质-星形细胞混合性瘤（Ⅱ级），间变性（恶性）少突胶质细胞瘤。

（三）临床表现

少突胶质细胞瘤生长缓慢，病程较长。50%～80%患者有癫痫，1/3 患者有偏瘫和感觉障碍，1/3 患者有高颅压征象，还可出现精神症状等。

（四）MRI 表现

肿瘤在 MR 图像上表现为长 T_2 低信号和长 T_1 高信号，约 70% 的病例可见钙化，表现为 T_1WI、T_2WI 图像上肿瘤内部不规则低信号。大多数肿瘤边界清楚，水肿轻微。Gd-DTPA 增强后，瘤体呈斑片状、不均匀轻度强化或不强化，恶变者水肿及强化明显（图 6.12）。

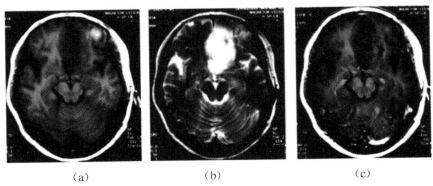

（a） （b） （c）

图 6.12 左额叶少突胶质细胞瘤

患者女性,41 岁。T_2WI 左侧额叶直回区以高信号为主的异常信号影,中线结构向右移位,左侧外侧裂较对侧小,鞍上池变形[图 6.12(b)];T_1WI 肿瘤区为低信号[图 6.12(a)],增强扫描肿瘤区点、条状强化[图 6.12(c)]。

（五）诊断要点

（1）多见于成人,病程进展缓慢。

（2）临床上以癫痫、精神障碍、偏瘫或偏身感觉障碍为主要表现。

（3）肿瘤多发生于幕上,以额叶为多,其次为顶叶、颞叶。

（4）肿瘤在 MR 图像上呈长 T_1、长 T_2 改变,瘤体内多见长 T_1、短 T_2 的不规则低信号,为钙化所致。

（5）恶性者,水肿重,可有囊变、出血,强化明显。

（六）鉴别诊断

（1）星形细胞瘤。

（2）钙化性脑膜瘤。

（3）室管膜瘤。

（4）钙化性动静脉畸形。

（5）结核瘤。

四、脑干胶质瘤

（一）概述

脑干胶质瘤(brain stem glioma)系神经外胚层肿瘤,绝大多数为原纤维或纤维性星形细胞瘤（Ⅰ、Ⅱ级,WHO 分类）,间变型或恶性胶质瘤较少见。

（二）MRI 表现

脑干体积增大,正常形态消失,肿块呈略长 T_1 或等 T_1、长 T_2 改变。较大肿块中央可有囊变、坏死,与脑脊液信号相仿。肿块周围脑池(四叠体池、环池、桥前池等)变形、扭曲、闭塞。中央导水管、四脑室受压变窄、移位或闭塞,可致上位脑室梗阻性脑积水。增强后,以不均匀、不规则强化为多,亦可呈环形或结节状强化(图6.13、图 6.14)。

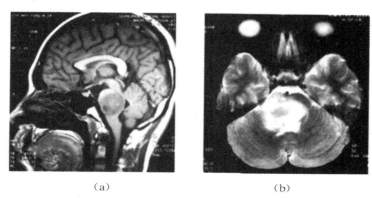

(a)　　　　　　　　　　　　(b)

图 6.13　脑干胶质瘤

　　患者男性,18 岁。矢状面 T_1WI 脑桥膨胀呈梭形,第四脑室变窄,肿瘤为低信号[图 6.13(a)];T_2WI 肿瘤呈以高信号为主的混杂信号[图 6.13(b)]。

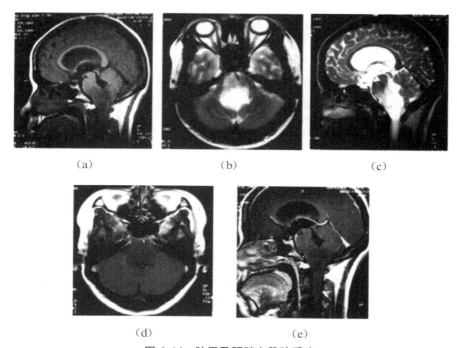

(a)　　　　　　　　　(b)　　　　　　　　　(c)

(d)　　　　　　　　　(e)

图 6.14　脑干及颈髓上段胶质瘤

　　患者女性,39 岁。矢状面 T_1WI 显示脑桥下部、延髓及颈髓上段呈膨胀性改变,以低信号为主,第四脑室下部变窄[图 6.14(a)];T_2WI 肿瘤以高信号为主[图 6.14(b)、图 6.14(c)];增强扫描肿瘤无明显强化[图 6.14(d)、图 6.14(e)]。

（三）鉴别诊断

（1）髓母细胞瘤。

（2）转移瘤。

（3）脑干梗死。

（4）脑干感染性病变。

（5）脑干脱髓鞘性疾病。

五、脑膜瘤

（一）概述

脑膜瘤（meningioma）是颅内最常见的肿瘤之一，占颅内肿瘤的 15%～20%，仅次于星形细胞瘤，居第二位。可见于任何年龄，多数见于 40～70 岁，高峰年龄在 45 岁左右。女性多见，男女之比约为 1∶2。

（二）病理

1. 发病部位

脑膜瘤起源于蛛网膜内皮细胞或硬膜内的脑膜上皮细胞群，因此，凡有蛛网膜颗粒或蛛网膜绒毛的部位均可发生，以大脑凸面、矢状窦旁、大脑镰旁最多见，其次为蝶骨嵴、鞍结节、中颅窝、嗅沟、脑桥小脑角及后颅窝等。

2. 大体病理

肿瘤常单发，偶为多发，大小不一，形态可随发生部位不同而异。肉眼观察见肿瘤呈球形、分叶状或不规则形，边界清楚，质实或硬。少数肿瘤呈斑块状，覆盖在脑半球的表面，称斑块型。肿瘤质硬，切面灰白色，呈颗粒或条索旋涡状，有的含沙砾样物质。

脑膜瘤多为良性，邻近的脑组织受压，但无肿瘤浸润，邻近的颅骨有时因瘤细胞的浸润而发生骨质增生，但一般并无广泛的播散或转移。

3. 根据 WHO 的分类（组织学分类）

（1）脑膜皮瘤型（内皮瘤型，合体细胞型，蛛网膜皮瘤型）。

（2）纤维型（成纤维细胞型）。

（3）过渡型（混合型）。

（4）砂样瘤型。

（5）血管瘤型。

（6）血管网状细胞型。

（7）血管外皮细胞型。

（8）乳头状型。

（9）间变性（恶性）脑膜瘤。

（三）临床表现

（1）肿瘤生长缓慢，又居脑外，特别是在"静区"，定位征象可以不明显。

（2）高颅压征象出现缓慢。

（3）脑膜瘤发生在不同的部位，可有不同的功能异常：癫痫、精神障碍、嗅觉异常、视力障碍等。

（四）MRI 表现

1. 肿瘤本身 MRI 表现特点

大多数脑膜瘤的信号接近于脑灰质。T_1WI 图像上，肿瘤多呈等信号，少数为低信号。WI 图像上，则多表现为等信号，部分可为高信号或低信号。在脑膜瘤内部，MRI 信号常不均一，可能为囊变、坏死、出血、钙化或纤维分隔所致。此外，MRI 还可显示瘤体内不规则血管影，呈流空效应。Gd-DTPA 增强后呈明显强化，多较均匀，较大肿瘤出现囊变、坏死时，则不均匀，相邻脑膜可呈鼠尾状强化征象（脑膜尾征）。大部分脑膜瘤与邻近脑组织有一包膜相隔，在 T_1WI、T_2WI 像上均表现为连续或不连续的低信号，病理证实为由纤维组织和肿瘤滋养血管构成（图 6.15、图6.16）。

瘤周常有轻至中度的脑水肿。

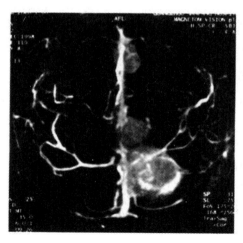

图 6.15　上矢状窦旁脑膜瘤（混合细胞型）

患者女性，60 岁。增强并 MRA 示上矢状窦旁多发类圆形占位性病变，强化明显，邻近血管推压移位。

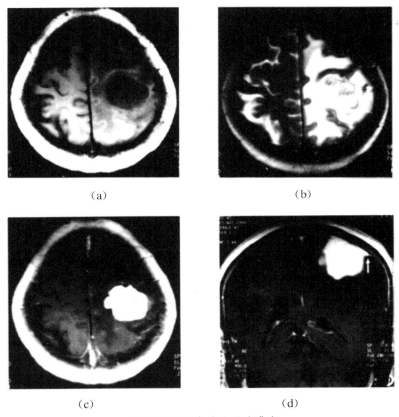

（a）　　　　　　　　　　　　　　　　（b）

（c）　　　　　　　　　　　　　　　　（d）

图 6.16　左大脑凸面脑膜瘤

患者女性,65 岁。左顶部类圆形占位性病变,边界清,T_1WI 为低信号[图 6.16(a)]；T_2WI 呈高低混杂信号,周围脑质水肿明显[图 6.16(b)]；增强扫描发现肿瘤均匀显著强化[图 6.16(c)、图 6.16(d)],冠状位肿瘤与脑膜广基底相连,并见"脑膜尾征"(↑)[图 6.16(d)]。

2. 提示肿瘤位于脑外的征象

（1）白质塌陷征:脑膜瘤较大时,压迫相邻部位脑实质,使脑灰质下方呈指状突出的脑白质变薄,且与颅骨内板之间的距离增大,此征象称为白质塌陷征,是提示脑外占位性病变可靠的间接征象。

（2）以宽基底与硬膜相连。

（3）肿瘤所在脑沟、脑池闭塞,邻近脑沟、脑池增宽。

（4）颅骨正常结构消失,不规则。

（五）诊断要点

（1）神经定位体征不定,高颅压征象出现晚。

（2）MRI 平扫,大多数病变呈等信号,强化明显,且均一,肿瘤伴有坏死、囊变时,则不均匀。

（3）脑外肿瘤征象。

（六）鉴别诊断

位于大脑凸面和大脑镰的脑膜瘤如下所述：

（1）胶质瘤

（2）转移瘤。

（3）淋巴瘤。

位于鞍上和颅前窝的脑膜瘤如下所述：

（1）垂体瘤。

（2）星形细胞瘤。

（3）颈动脉瘤。

（4）脊索瘤。

（5）转移瘤。

（6）恶性淋巴瘤。

位于颅中窝的脑膜瘤如下所述：

（1）三叉神经鞘瘤。

（2）神经节细胞瘤。

（3）胶质瘤。

（4）颈内动脉动脉瘤。

（5）软骨瘤。

位于颅后窝的肿瘤如下所述：

（1）听神经瘤。

（2）转移瘤。

（3）血管网状细胞瘤（实性）。

（4）恶性淋巴瘤。

（5）脊索瘤。

位于脑室内的脑膜瘤如下所述：

（1）脉络丛乳头状瘤。

（2）胶样囊肿。

六、听神经瘤

（一）概述

听神经瘤（acoustic neuroma）是颅神经瘤中最常见的一种,占颅内肿瘤的

5.9%～10.6%。起源于听神经可发生于任何年龄,高峰年龄 30～50 岁。男性略多于女性。听神经瘤多为良性肿瘤,恶性者罕见。

(二)病理

脑桥小脑角区是听神经瘤的发病部位。

听神经由桥延沟至内耳门长约为 1 cm,称近侧段,在内听道内长约为 1 cm,称远侧段。听神经瘤 3/4 发生在远侧段,1/4 发生在近侧段。

肿瘤呈圆形或结节状,有完整包膜,大小不一,质实,常压迫邻近组织,但不发生浸润,与其所发生的神经粘连在一起。可伴有出血和囊性变。镜下肿瘤组织学分束状型和网状型形态。后者常有小囊腔形成。

(三)临床表现

常以单侧耳鸣、耳聋、头昏、眩晕等为首发症状,少数患者可有高颅压、锥体束征象。

(四)MRI 表现

MRI 具有高对比度,无创伤以及无颅骨伪影影响的特点,目前成为听神经瘤诊断最敏感的方法。其影像特点如下:

多数肿瘤呈略长 T_1、等 T_1 和长 T_2 信号改变,T_1WI 上表现为略低或等信号,T_2WI 上呈高信号。肿瘤信号均匀一致,但较大肿瘤可有囊变。肿瘤呈类圆形或半月形,紧贴内听道口处,瘤组织呈漏斗状,尖端指向内听道口。脑干、小脑受压移位征象。注射 Gd-DTPA 后,肿瘤实质部分信号明显升高,囊性部分无强化(图6.17)。

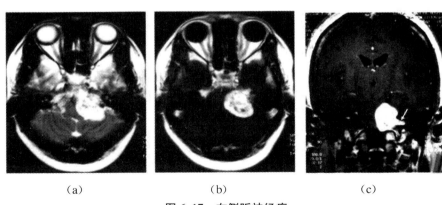

(a)　　　　　　　　(b)　　　　　　　　(c)

图 6.17　左侧听神经瘤

患者,女性,59 岁。左脑桥小脑角区占位性病变,T_2WI 为不均匀高信号,间杂多个点状稍低信号[图 6.17(a)];增强扫描肿块不均匀显著强化,左侧听神经增粗[图 6.17(b)、图 6.17(c)]。

微小听神经瘤位于内听道内,体积小,诊断困难,MR 可直接显示耳蜗、听神经及前庭器官。微小听神经瘤与正常健侧听神经相比呈不对称性局限性增粗,呈结节状略长 T_1(或等 T_1WI)及长 T_2 信号改变。增强后,均一明显强化。

(五)诊断要点

(1)多于中年后缓慢起病。

(2)以耳鸣、耳聋、眩晕、头昏为首发症状。

(3)脑桥小脑角区,以内听道口为中心的肿块,伴同侧听神经增粗,在 T_1WI 上呈略低或等信号,T_2WI 上呈高信号,注射 Gd-DTPA 后呈明显均匀的强化。

(六)鉴别诊断

(1)脑膜瘤。

(2)表皮样囊肿。

(3)室管膜瘤。

(4)脊索瘤。

(5)颈静脉球瘤。

(6)血管网状细胞瘤。

(7)动脉瘤。

(8)小脑脓肿。

七、颅咽管瘤

(一)概述

颅咽管瘤(craniopharyngioma)起源于胚胎时期 Rathke 囊的上皮残余,占脑肿瘤的 2%~4%。从新生儿至老年人均可发生,20 岁以前发病接近半数,男性较多于女性。

(二)病理

颅咽管瘤可沿鼻咽后壁、蝶窦、鞍内、鞍上池至第三脑室前部发生,以鞍上多见,也可鞍上、鞍内同时发生。

肿瘤大多数为囊性或部分囊性,少部分为实性。囊性肿瘤生长缓慢,囊壁光滑,厚薄不等。囊内可为单房或多房,囊液黄褐色,含有不同数量的胆固醇结晶、角蛋白脱屑以及正铁血红蛋白。囊壁和肿瘤实性部分多有钙化。

（三）临床表现

（1）颅咽管瘤压迫视交叉，可致视力视野障碍。

（2）内分泌症状，垂体受压出现侏儒症（多见于儿童），尿崩症。

（3）高颅压症状等。

（四）MRI 表现

颅咽管瘤 MRI 表现变化多。

囊性病变常表现为两种信号特点如下所述（图 6.18）：

（1）病变内含较高浓度的蛋白、胆固醇或正铁血红蛋白时，呈短 T_1、长 T_2 信号改变，在 T_1WI、T_2WI 图像上均呈高信号。

（2）病变为囊性坏死和残留的上皮细胞，并且蛋白含量少时，呈长 T_1、长 T_2 信号改变，在 T_1WI 像上为低信号，T_1WI 像上为高信号。

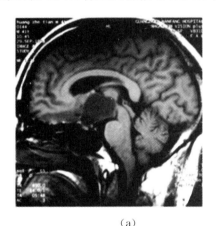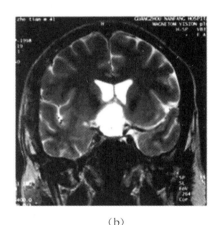

（a）　　　　　　　　　　　　　　　　（b）

图 6.18　囊性颅咽管瘤

患者男性，41 岁。鞍上池区占位性病变，边缘清，呈分叶状。T_1WI 为均匀低信号［图 6.18(a)］；T_2WI 为高信号［图 6.18(b)］。视交叉、漏斗受压上移，垂体受压变扁。

实性颅咽管瘤亦表现为两种信号特点如下所述（图 6.19）：

（1）病变缺少胆固醇和正铁血红蛋白，呈等 T_1、长 T_2 信号改变。

（2）病变内含角蛋白、钙质或散在的骨小梁时，呈长 T_1、短 T_2 信号改变，在 T_1WI、T_2WI 像上均呈低信号。

注射 Gd-DTPA 后，在 T_1WI 图像上肿瘤实质部分表现为均匀或不均匀增强，囊性部分呈壳状强化。

（五）诊断要点

（1）青少年多见。

（2）临床上表现为高颅压、视力视野障碍及内分泌方面的改变。

（3）MRI 表现多样化，囊性病变根据囊内成分的不同，在 T_1WI、T_2WI 像上均可表现为高信号，亦可呈 T_1WI 低信号，T_2WI 高信号；实性病变则表现为在 T_1WI 像呈等信号，T_2WI 图像上呈高信号，亦可均表现为低信号。

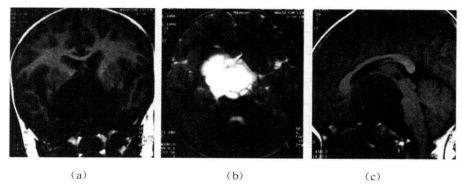

　（a）　　　　　　　　　（b）　　　　　　　　　（c）

图 6.19　颅咽管瘤

　　患者女性，3 岁。鞍上池区巨大肿块，分实性和囊性两部分。实性部分 T_1WI 为稍低信号［图 6.19(a)、图 6.19(c)］；T_2WI 呈中等度高信号，囊性部分呈新月形，位于肿块的右侧缘，呈长 T_1、长 T_2 改变［图 6.19(b)］。

（六）鉴别诊断

（1）垂体瘤。

（2）畸胎瘤。

（3）生殖细胞瘤。

（4）胶质瘤。

八、颅内转移瘤

（一）概述

　　颅内转移瘤（intracranial metastatic tumor）国内报道其发生率占颅内肿瘤的3.5%～10%。肿瘤来源前三位依次为肺、子宫与卵巢和黑色素瘤。发病高峰年龄40～60 岁，通常男性多于女性。

　　颅内转移瘤的转移途径如下：

（1）血行转移：常见肺癌、乳腺癌、肾癌和皮肤癌等。

（2）直接侵入：鼻咽癌、视网膜母细胞瘤、颈静脉球瘤等。

（3）经蛛网膜下腔转移：极少数脊髓内肿瘤，如胶质瘤、室管膜瘤可经此途径向颅内转移。

　（4）经淋巴途径转移：中枢神经系统无淋巴系统，但却有淋巴系统转移的学说。可能由于：① 椎间孔血管周围的淋巴管。② 脑神经内、外衣中的淋巴管。③ 已有颈淋巴结转移癌的颈淋巴管。

（二）病理

1. 结节型

　幕上大脑中动脉供血区脑实质内多见，小脑少见，脑干更少。可以单发，也可多发。较大肿瘤中间有出血、坏死；肿瘤周围水肿广泛，肿瘤界限清楚，但镜下观察发现，肿瘤沿血管间隙蔓延。

2. 脑膜弥散型

　肿瘤沿脑脊液播散广泛转移，位于脑膜、室管膜，使其增厚或呈颗粒状，以颅底多见。位于软脑膜者称癌性脑膜炎或弥漫性软脑膜癌瘤。硬脑膜转移罕见。

（三）临床表现

　（1）多有原发癌症状，但30%的患者以颅脑症状为首发症状。
　（2）脑转移症状高颅压，精神障碍，神经定位体征，脑膜炎等。

（四）MRI 表现

　病变多见于皮髓质交界处，亦可局限于白质内。小者为实性结节，大者多有坏死。可多发亦可单发。大多数病变均呈稍长 T_1、长 T_2 信号改变，瘤周水肿明显。小肿瘤大水肿为转移瘤的特征表现，但 4 mm 以下的小结节周围常无水肿。注射 Gd-DTPA 后，绝大多数病例均有强化，强化形态多样，可呈结节状、点状均匀强化或不均匀强化，亦可表现为不规则状环形强化，边缘与周围组织界限清晰（图6.20）。

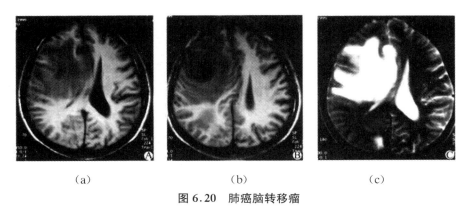

　　（a）　　　　　　　（b）　　　　　　　（c）

图 6.20　肺癌脑转移瘤

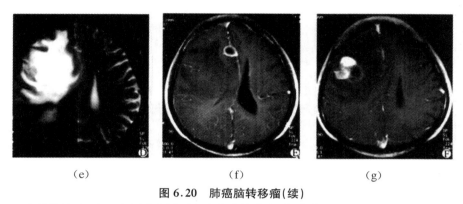

（e）　　　　　　　　（f）　　　　　　　　（g）

图 6.20　肺癌脑转移瘤（续）

　　患者男性，34 岁。右额叶皮层下多发占位性病变，部分病变内有囊变区，呈长 T_1、长 T_2 改变[图 6.20(a)、图 6.20(b)]。实质部分呈稍长 T_1 和稍长 T_2 信号。增强扫描，病变均呈不规则环形强化[图 6.20(e)、图 6.20(f)]。周围脑水肿明显，侧脑室受压狭窄，中线左偏。

（五）诊断要点

（1）原发肿瘤病史。

（2）多数肿瘤呈稍长 T_1、长 T_2 信号改变，瘤周水肿明显，形态多样。小肿瘤大水肿应高度怀疑转移瘤的可能，特别是无明确原发病史时。

（六）鉴别诊断

多发转移瘤时需与下列疾病鉴别：

（1）多发脑脓肿。

（2）多发脑膜瘤。

（3）脑梗死。

（4）多发性硬化。

（5）脑白质病。

单发转移瘤时需与下列疾病鉴别：

（1）胶质瘤。

（2）脑膜瘤。

（3）单发脑脓肿。

（4）结核瘤。

参 考 文 献

［1］ 赵斌,祁吉,郭启勇.医学影像基础诊断学［M］.济南:山东科学技术出版社,2007.

［2］ 邢伟,丁乙.临床 X 线鉴别诊断学［M］.南京:江苏科学技术出版社,2011.

［3］ 赵见喜,韩书明,戎雪冰.X 线诊断入门与提高［M］.北京:人民军医出版社,2011.

［4］ 刘广月,邓新达,徐道民.临床影像技术学［M］.南京:江苏科学技术出版社,2009.

［5］ 孟庆学,柳澄,田军.实用 CT 诊断学［M］.北京:科学技术文献出版社,2009.

［6］ 张学林.磁共振成像诊断学［M］.北京:人民军医出版社,2013.

［7］ 王子轩,刘吉华,曹庆选.骨关节解剖与疾病影像学诊断［M］.北京:人民卫生出版社,2009.

［8］ 李松年.中华影像医学［M］.北京:人民卫生出版社,2007.

［9］ 吴恩惠.医学影像学［M］.5 版.北京:人民卫生出版社,2005.

［10］ 周康荣,陈祖望.体部磁共振成像［M］.上海:上海医科大学出版社,2000.

［11］ 叶章群,邓耀良,董诚.泌尿系结石［M］.北京:人民卫生出版社,2003.

［12］ 祁吉.放射学高级教程［M］.北京:人民军医出版社,2011.

［13］ 郭晓山,焦俊.腹部影像诊断学图谱［M］.贵阳:贵州科技出版社,2009.

［14］ 李铁一.中华影像医学呼吸系统卷［M］.北京:人民卫生出版社,2002.

［15］ 白人驹,张雪林.医学影像诊断学［M］.3 版.北京:人民卫生出版社,2014.

［16］ 高元桂,张爱莲,程流泉.肌肉骨骼磁共振成像诊断［M］.北京:人民军医出版社,2013.

［17］ 金征宇.医学影像学［M］.北京:人民卫生出版社,2013.

［18］ 李治安.临床医学影像学［M］.北京:人民卫生出版社,2009.

［19］ 李宏军.实用传染病影像学［M］.北京:人民卫生出版社,2014.

［20］ 曹丹庆,蔡祖龙.全身 CT 诊断学［M］.北京:人民军医出版社,2013.

［21］ 陈方满.放射影像诊断学［M］.合肥:中国科学技术大学出版社,2015.

［22］ 陈克敏,陆勇.骨与关节影像学［M］.上海：上海科学技术出版社,2015.

［23］ 孙青,张成琪.肿瘤影像学与病理学诊断［M］.北京：人民军医出版社,2012.

［24］ 郑穗生,高斌,刘斌.CT诊断与临床［M］.合肥：安徽科学技术出版社,2011.

［25］ 杨建勇,陈伟.介入放射学理论与实践［M］.北京：科学出版社,2014.

［26］ 唐光健,奉乃姗.现代全身CT诊断学［M］.北京：中国医药科技出版社,2013.

［27］ 郭启勇.介入放射学［M］.北京：人民卫生出版社,2013.

［28］ 高剑波,郭华,张永高.实用临床放射和CT影像学［M］.郑州：郑州大学出版社,2013.

［29］ 李彩霞,李明.骨科介入放射学［M］.济南：山东科学技术出版社,2011.